U0892870

防癌怎么吃 抗癌怎么养

王淼 主编

天津出版传媒集团
天津科学技术出版社

图书在版编目（CIP）数据

防癌怎么吃，抗癌怎么养 / 王森主编 . -- 天津 ：天津科学技术出版社，2016.12(2022.7 重印)

ISBN 978-7-5576-1933-6

Ⅰ . ①防… Ⅱ . ①王… Ⅲ . ①癌－食物疗法 Ⅳ . ① R273

中国版本图书馆 CIP 数据核字（2016）第 264219 号

防癌怎么吃，抗癌怎么养

FANG'AI ZENMECHI KANG'AI ZENMEYANG

责任编辑：梁　旭

责任印制：赵宇伦

出　版：天津出版传媒集团 / 天津科学技术出版社

地　址：天津市和平区西康路35号

邮　编：300051

电　话：（022）23332369（编辑室）

网　址：www. tjkjcbs. com. cn

发　行：新华书店经销

印　刷：三河市刚利印务有限公司

开本 710 × 1000　1/16　印张 16　字数 200 000

2016年12月第1版　2022年7月第2次印刷

定价：39. 80元

前言

癌症，生命难以承受之重。每年，全球约有1200万人被确诊为癌症，约760万人死于癌症。如果不加以重视，不积极采取行动，预计到2030年，这组数字会成倍增长。很难预料，谁会被列入这组数字之中。

因为癌症，多少人饱受痛苦、生命垂危，多少家庭陷入苦难、支离破碎，乃至人们谈“癌”色变，惊慌失措。然而，癌症并非是不可逆的。癌只是一种状态，一种人与自然、人体内部五脏六腑之间失衡的状态。如果能改变我们身体的癌状态，不给癌细胞生长发展的环境，那么许多癌症是可以预防、缓解以及治愈的。

这并不是夸夸其谈，世界癌症研究基金会和美国癌症研究院发布报告，已经明确表示：大部分高发的癌症只要改变生活方式，饮食习惯合理健康、积极参加体育锻炼、减少肥胖，就可能避免。

而我国最新的医学报告显示：曾被认为不治之症的儿童急性淋巴细胞白血病，现在的治愈率明显提高；宫颈癌、食管癌、乳腺癌只要发现得早，治愈率高达90%以上。近年来经治疗的各种恶性肿瘤5年总生存率也在逐年提高。

所以，倘若您属于癌症高发人群，那么及早做好预防，一样可以安然无恙；倘若你不幸身患癌症，那么也不要恐慌，因为现代医学完全有能力对一些癌症进行抑制，甚至是消除。

本书以防癌为导向、以抗癌为目标。肺癌、肝癌、乳腺癌、胃癌、肠癌等各类型癌症，都能从中找到合适的预防和调养的方法；放疗期、化疗期、手术期、恢复期等各个阶段的患者，也能从中发现自己喜欢的美味膳食。

这是一本你可以读懂的防癌抗癌书，一本适合老百姓阅读的生命健康书，书中汇集了中外医学防癌抗癌实证，透彻讲解了食疗与疾病康复的密切关系，拥有它，可以帮助你远离生活方式癌，远离恐惧和绝望，叩开健康之门。

目 录

第一章 究竟是什么，给了癌症可乘之机

第二章 合理饮食，防癌抗癌第一步

第三章　你不知道，但很有效的防癌食材

第四章　中药防癌抗癌，常见小草药解决身体大麻烦

第五章 因人制宜：患者体质不同，饮食调理亦应区别对待

第六章　因癌制宜：不同癌变部位，应辅以不同特效食谱

第七章　因症制宜：癌症诱发症状多，对症下食才有效

第十章　放、化疗阶段，病症患者的最佳饮食方案

第一章
究竟是什么，给了癌症可乘之机

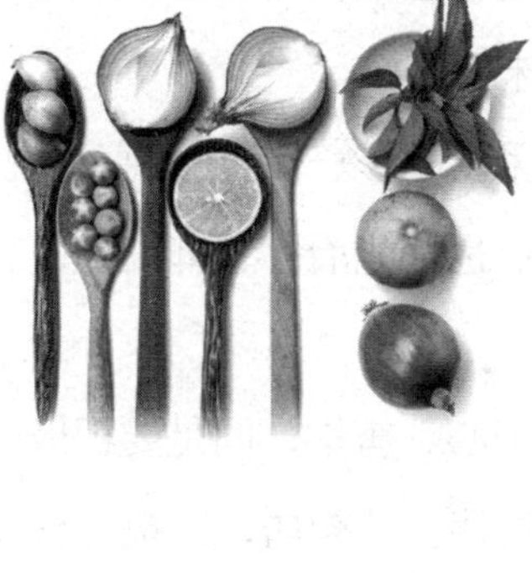

癌症不等于死亡

虽然癌症并非现代疾病，早在《黄帝内经》里面就记载了肠癌和肠瘤。现代医学认为癌症是恶性肿瘤的统称，是因控制细胞生长增殖机制失常导致的恶性疾病，狭义的癌症指的是发生在上皮组织的恶性肿瘤。癌细胞的特点是无限制、无止境增殖，导致患者身体中的营养物质被大量消耗。癌细胞还能释放多种毒素，让身体产生出一系列症状。癌细胞还可能转移至全身各处繁殖，进而诱发消瘦、无力、贫血、食欲下降、发热、严重脏器功能受损等。

癌症很可怕，很多人都会谈“癌”色变。现代研究表明，癌细胞产生的原因是基因结构的变异或表达上的失控。随着年龄的增长，每个人都可能产生癌细胞，但并不一定会危及生命安全，很多癌症患者都能通过早期发现、早期诊断、早期治疗来治愈的，即使晚期癌症也能通过合理治疗、饮食调理而延长生存期。由此可见，癌病并不意味着死亡。

癌症的发病是个漫长的过程，所以一定要提高重视程度，早预防、早发现、早治疗，即使已经患了癌症也是能治疗、抑制的，有些患者甚至能多年和癌症共处。

患上癌症之后，不要太过担心、害怕，而是要积极、主动地面对，配合医生治疗癌症，规范日常饮食，规律生活起居，以提升机体抗病能力，有充足的精力对抗疾病。

目前情况，癌症并非一定是要命的。20世纪60年代被认为不治之症的儿童急性淋巴细胞白血病，现在90%能缓解，50%能治愈。恶性淋巴瘤患者5年生存率高达80%以上。宫颈癌、食管癌、乳腺癌只要发现得早，治愈率高达90%以上。恶性程度非常高的子宫绒毛膜上皮癌即使到了晚期也有90%能治愈。近年来统计，世界经治疗的各种恶性肿瘤5年总生存率接近50%，中国人多发的鼻咽癌总治愈率接近50%，早期治疗的治愈率在80%以上。

从这些数据中我们不难看出，癌症和死亡是不同的，癌症患者和家属一定要积极配合医生，做好心理和饮食等方面的准备，将癌症的死亡率降下来。

就目前的医疗水平和医疗条件来看，完全治愈癌症似乎是不可能的，但是可以将癌症当成慢性病来治疗，控制病情，预防恶化，最大限度地提高生存期和生存质量。

生活方式不健康，导致癌症高发

如今，肿瘤发病率越来越高，原因是多方面的。如果对致癌原因做一个细分，第一位的就是生活方式，已经有确切的研究数据显示，75%的癌症与生活方式相关。其他的家庭史、感染病毒、药物、环境污染、食物污染等，这些因素所占的比重都差不多。

先来说说遗传因素吧。现代医学已经证实，癌症中有一少部分与遗传有明确的关系。某一家族存在基因缺陷，在外界环境相同的情况下，该家族的人就比一般人患癌症的概率要高。比如说：家族中两个以上长辈患有肝癌，其后辈就属于高危人群。当然，这并不是说，父母有癌症，就一定会遗传给子女。事实上，内在的基因缺陷也是在外界环境诱发下才会出现问题的，如果能避免诱发癌症的外界影响因素，癌症的发生是完全可以避免的。通俗一点说，遗传只是让你“底子薄”，真得癌了还是因为你自己的生活方式不够好。

致癌的不良生活方式有很多，比如生活不规律，经常熬夜，长期吸烟，久坐少动等，都是癌症的诱发因素。

宫颈癌发生往往与性生活不洁有关。持续感染高危型的HPV病毒会引发宫颈癌，而性生活是这个病毒的主要传播途径。所以年轻女性应该洁身自好，不要过早的进行性生活，更不要有多个性伴侣。另外建议，家里有宫颈病变、宫颈癌，妇科肿瘤家族史的患者，以及有三年以上性行为或21岁以上有性行为的女士每年做一次TCT检查。

如今，生存压力越来越大，人们长期处于高压的工作环境下，加班熬夜是常事，“过劳死”事件屡见报端。同时盯上这群人的还有淋巴瘤。目前，淋巴瘤的发病趋势逐渐“年轻化”，在发达地区的人群中发病率更高。究其原因，与现代生活方式密切相关。如果中青年人长期紧张工作，不能及时释放心理压力，就可能诱发疾病。

在饮食方面，经常食用一些油炸、熏制、高脂、高糖、高盐及发霉变质的食物，容易在体内形成致癌物。还有一些人喜欢喝烫茶、烫粥，这就容易造成消化道的物理性烫伤，反复的损伤、修复，再损伤、再修复，就容易导致癌症。过量饮用烈性酒，也容易导致消化道癌症。酒精是蛋白质凝固剂，可以使食道、胃表面的细胞发生凝固，医学上称之为化学性烧伤。表皮细胞受伤后就要脱落，并产生新生细胞，这样的频繁更换，就容易产生癌细胞。人体细胞从产生到老化的过程是有规律的，如果打破这个规律，形成快速的无规则的新陈代谢，细胞无规则地大量增生，就容易发生突变而导致癌症。

此外，心理压力大也是一个诱发因素，它会导致机体免疫力下降。有一个著名的实验，科学家把十只小狗分成两组，一组放在安逸的环境里，另一组不停地被制造焦虑感，半年以后心理压力大、焦虑感强的一组，6只里4只得了癌症，解剖发现T细胞活性下降。说明心理压力是诱发癌症一个很重要的外界因素。

目前，癌症已经被很多科学家定义为生活方式病，从我们国家癌谱发病情况来看，排前十位的癌症，包括肺癌、肝癌、胃癌、乳腺癌、食管癌、胰腺癌等，都是和生活方式密切相关的。所以说，建立良好健康的生活方式，才是防癌抗癌的根本。

防癌抗癌，从纠正不良生活方式入手

遗传因素导致癌症的发生，使很多人陷入了误区，认为癌症是命中注定的，不能预防，医学研究也偏重于治疗方面。现代医学经过大量的研究证实，遗传基因不能单独导致癌症发生，后天环境因素作用于机体存在的易感遗传基因才是导致癌症发生的关键。而后天因素完全是可控的，可以避免、可以改变的。如果我们针对癌症进行预防，阻断那些明确的致癌因素，完全可以降低癌症的发病率。

1.饮食习惯要良好。癌症的发生与饮食习惯具有十分密切的关系，世界卫生组织已经提出5条通过合理的生活饮食习惯预防癌症的建议。包括：

（1）避免动物脂肪。

（2）增加粗纤维。

（3）减少肉食。

（4）增加新鲜水果和蔬菜。

（5）避免肥胖。

2.尽量少接触有害物质。在我们平时常接触到的物质中有些是会致癌的，如石棉、苯胺染料、苯，离子射线和大量的紫外线等。另外提醒爱美的男女性朋友注意，应尽量不染发或少染发。家里房子装修时，务必选择环保材料。蔬菜水果在食用之前一定要将残留的农药清洗干净。

3.保持良好的心理状态。理论上讲，癌细胞在人体内每一刻都在产生，而人体免疫系统可以对其进行识别和清除。但如果人的精神压力过大、心理过度紧张、身体过度劳累，机体免疫功能就会大幅降低，癌细胞便有了可乘之机。所以一定要有个良好的心态，不和自己较劲，生活要有规律，工作有张有弛，加强身体锻炼。这对提高机体免疫力，预防癌症是十分重要的。

4.及时治疗癌前病变。大量研究表明，癌症不是一朝一夕形成的，它的发生是一个由量变到质变的过程。在癌症形成之前，有一个尚未发生到癌变的阶段，叫癌前病变期。比如说，胃溃疡、慢性萎缩性胃炎、乳腺囊性增生、子宫颈糜烂、慢性迁延性肝炎等。这些疾病本身不是癌，但经过演变形成癌症的概率很高，如果人们能够加以重视，及时进行有效治疗，阻断其演变过程，一些肿瘤的发病率就可以大幅度降低。此外，还有一些疾病对于某些人群而言，演变为癌症的可能性较大，比如幽门螺杆菌感染，这是一种常见病，一般人认为没有太大关系，而这种感染如果发生在慢性萎缩性胃炎以及胃溃疡的患者身上，就有必要警惕其演变为胃癌的可能性了。

5.定期进行体检。癌症如果能够早起发现，治愈的概率还是比较大的。不过，由于癌症的表现在很多时候没有临床特异性，很难被患者察觉，所以多数癌症被发现的时候就已经进入了中晚期，失去了治疗的最佳时机。防癌抗癌，首先就要增强自我保健意识，定期进行体检，将有利于早期发现癌症。

此外，一些癌症还与肥胖有关，如结肠癌、子宫内膜癌、前列腺癌、乳腺癌等。因此，要注意饮食结构，加强运动，控制体重，减少体内脂肪积累。

消化系统癌变，大多和饮食有关

和消化系统有关的癌症包括：直肠癌、食管癌、肝癌、胃癌等。癌症是细胞增殖、凋亡的过程，而饮食却可能是这个过程的诱发点。有研究显示，饮食在癌的病因中占30%～35%。《医疗法律》也提到："滚酒从喉而入，曰将上脘烧灼，渐有腐热之象，而生气不存，狭窄有加，只能纳水，不能纳谷者有之，此所以多成膈症。"

由此可见，吃得好坏、合理与否，与癌症的发生还是有着密切关系的。接下来，我们就来说一下吃和几种常见消化系统癌症之间的关系。

吃和食管癌

我国食管癌的发生率也是比较高的，主要和食管炎症的发展有关，不良的饮食、饮食习惯是重要诱因之一。食管为食物经口腔至胃的通道，当过烫、过于粗糙的食物经食管、接触黏膜上皮的时候，就会烫伤或擦伤食管黏膜上皮，导致黏膜上皮破损、溃烂、出血等。若反复受到不良刺激，黏膜上皮就会反复增生、修复，容易在这个过程中出现形态、功能不正常的"异形性"细胞，出现食管癌前期改变。营养缺乏、摄入含黄曲霉毒素或亚硝胺类物质的食物时，均会增加食管癌的发生率。

有资料显示，食管癌患者中，90%以上平时喜欢吃热食、喝热饮。这些人的食物或饮料的温度平均在71～74℃，有的甚至高达88℃。而实验结果表明，进食75℃左右的食物或饮料，食管上皮会发生反应；而温度高达80℃时，食管黏膜上皮就会坏死、不典型性增生。若每天1次高温度饮食，连续25天，即可发生食管黏膜上皮不典型性增生，再严重即为癌前病变。

吃和胃癌

医学界认为，胃癌的发生和幽门螺旋杆菌导致的消化道慢性炎症、溃疡、肠化生有关，这就是为什么偏远和卫生条件差的地方会高发胃癌。胃是消化食物的主要器官，很容易让人把它和食物联系在一起。当我们吃下食物后，食物会在胃内停留一会儿，之后消化，胃会受到物理、化学、生物学因素的刺激，食物里面也存在致癌物和促癌物，比如霉变的食物、焦煳的食物等都可能诱发胃癌，因为这些食物里面含有致癌物质。

烟酒会损伤胃黏膜，很容易诱发胃部慢性炎症和溃疡，最终诱发癌变。此外，现代人承受着巨大的竞争压力，导致很多年轻人承受着巨大的心理压力，生活没有规律，常常熬夜，三餐不定时不定量，而这些因素都会诱发胃病，为胃癌埋下隐患。

吃和结直肠癌

此病的发生除了和结肠息肉有关外，还和长期的高脂肪饮食和食物纤维摄入不足有着密切关系。长时间吃精细化食物，摄入的膳食纤维不足，易诱发便秘，使粪便通过肠道的时间延长，增加致癌物和肠道接触的机会，为结直肠癌的发生埋下隐患。

随着人们生活水平的提高，肉类、油炸类、高脂肪食物摄入过多，而新鲜水果、粗杂粮的比例却大大减少，导致肠腔内环境发生改变。胃酸的浓度较高，小肠蠕动速度快，有害物质停留于胃内的时间较短，直接进入结肠，食物残渣停留于结肠中，结肠里面的细菌滋生较多，最终致病。

吃和肝癌

慢性活动性肝炎、肝硬化均易诱发肝癌，食物里面的黄曲霉素、亚硝胺也是常见的致癌物。黄曲霉菌素主要存在于发霉的粮食、花生米等食物中。研究表明，食物被黄曲霉素污染之后，致癌性会增加，食用含亚硝胺多的食物也会诱发肝癌。所以，一定要注意避免吃腐败发霉的食物，少吃腌制、油炸食品。

不良的饮食，让癌症向你靠近

我们都知道饮食和癌症之间有着密切的关系，近年来，癌症的发病率呈上升趋势。癌症的高发和现代人的不良饮食有很大的关系，很多食物看似是“美味”，实则是“致癌物”。接下来就为大家介绍一下哪些饮食增加了癌症的发生风险。

油炸食品

食物经过高温处理之后不但会破坏里面的营养物质，还会在油炸的过程中产生致癌物——丙烯酰胺，它是一种致癌物。油经过反复使用之后会产生多种对人体有害的有毒物质，而且有一定的致癌性。

腌制食品

咸鱼、腌菜等腌制食品在加工过程中会加入很多盐，其中就包括亚硝酸盐和硝酸盐等。腌制过程中，食品容易被细菌污染，若加盐量低于15%，蔬菜里面的硝酸盐就可能被微生物还原成亚硝酸盐，腌制1个小时以后亚硝酸盐的量会增加，2个星期后达到高峰，而且会持续2～3个星期。吃下这样的腌制食品，亚硝酸盐会在人体内遇到胺类化合物，生成亚硝酸胺，它是一种致癌物。

烟熏食品

在食品检测中发现，3，4–苯并芘含量较高的食品多为烟熏和烘烤食品，它是一种致癌物。烟熏食品就是将调味料腌制过的食物，如鱼、豆腐、鸡、鸭等用燃烧的木屑、花生壳等产生的烟进行熏烤，以减少食物里面的水分，利于保存，而且可以增加食物的风味。熏肉、熏鸡、熏肠等虽然味道非常好，但是长时间食用对人体的危害还是比较大的。

烟是有机物燃烧不完全的产物，里面除了有碳粒之外，还有氮氧化物、硫化物、氟化物、砷、多环芳烃类等有害物质，烟熏的过程中肯定会对食物的表面造成污染，还可能会渗透到食物内部。

烧烤食品

肉类食物在烧烤过程中所含的核酸物质会在美拉德反应的过程中和多数氨基酸产生突变物质，而这些突变物质有致癌性。此外，人如果长时间处在烧烤的环境中，致癌物还可能通过皮肤、呼吸道、消化道等进入体内，增加癌症的发生率。你会发现烤肉的时候，肉会在高温烤炙下滴油，脂肪焦化产生的聚合反应会和肉类食物里面的有毒蛋白质结合，产生出苯并芘，有强致癌性，而且会附着在食物表面。

刺激性强的食品

刺激性强的食物会对消化道黏膜产生强烈的刺激，易引起腹泻、消化道炎症等，增加癌变率。

生冷食物

生冷食物对食道和胃的刺激也是比较大的，而且生冷食物不容易被消化，没有经过彻底消毒，很容易导致肠道感染。胃肠反复受伤之后就会变得脆弱，增加癌症的发生率。

鱼露

鱼露经过较长时间的发酵霉变，滋生白地霉、串珠镰孢霉、黄曲霉等多种真菌，含大量硝酸盐、亚硝酸盐等致癌物，易诱发消化道癌和鼻咽癌。

香肠、火腿

香肠在制作的过程中会产生一种叫“二甲基亚硝胺”的物质，有很强的致癌性。火腿和香肠的制作过程中会加入硝酸盐，硝酸盐在一定条件下会形成有强致癌性的亚硝胺。

过白的食物

市面上销售的很多馒头、花卷、包子、粉丝、银耳等都非常洁白，主要是因为里面添加了增白剂。这种增白剂的主要成分是甲醛，甲醛是一种原生质毒物，能让蛋白质凝固变性、细胞组织死亡，是一种潜在的致癌物。

农药残留超标的果蔬

现在认为，和癌症有密切关系的农药包括有机氯、有机磷、砷类杀虫剂等，摄入农药超标的果蔬对身体健康非常不利。

高盐饮食

成年人每天盐的摄入量不宜超过5克，长期摄入含高浓度盐的食品不仅容易诱发心血管疾病，还易诱发胃炎、胃癌、食管癌等。

长期吃高脂肪食物

长期大量摄入脂肪，特别是动物脂肪，会增加肺、食管、结（直）肠、肝、胰、膀胱、肾、乳腺、卵巢、宫颈、子宫内膜、前列腺等癌症的发生风险。所以，平时应以素食、粗粮、未加工的食物为主，减少脂肪，尤其是动物脂肪的摄入。

地沟油

地沟油中含多种致癌物，其危害虽然短时间内看不出来，但是长期食用地沟油的潜在危害是非常大的。

发霉、变质的食物

霉变的食物不但营养价值降低，还会产生真菌毒素，如黄曲霉毒素，会损害肝脏功能，而且有强烈的致癌、致畸、致突变作用，诱发肝癌，还会诱发骨癌、肾癌、直肠癌、乳腺癌、卵巢癌等。

报纸包的食物

报纸上的油墨源于颜料，颜料中含有铅、铬、镉、汞等有毒重金属元素，还含有致癌物多氯联苯。油墨里面的细小颗粒会随着食物进入到人体内，诱发中毒症状，甚至是癌变。

被卫生球污染的食物

卫生球即我们平时所说的樟脑丸，含多环芳烃化合物3，4-苯并芘，进入人体之后易诱发胃癌或肺癌。

不良的饮食习惯，给了癌症可乘之机

很多人都有这样的感觉，身边的某个人前一段时间看起来还朝气蓬勃的，怎么突然就检查出患了癌症了？让人大吃一惊的同时也不免引人猜想，究竟是什么原因让他患上了癌症。虽然癌症的发病因素尚未明确，但是不良的饮食习惯却会增大癌症的发病率，和癌症的发生有着密切关系。那么，究竟什么样的饮食习惯容易致癌呢？接下来就为大家详细介绍一下。

喜欢吃热烫的食物

很多人都喜欢吃热烫的食物，认为趁热吃的食物味道更香，趁热喝的茶更有味道，而且中国人有“尝食”的习惯，就是在食物烹调的过程中取出一小部分品尝生熟、味道等，这些“烫嘴”的过程难道真的只是烫了嘴吗？

临床上发现，很多消化系统癌症患者，尤其是食管癌和胃癌患者，都喜欢吃烫嘴的食物，每顿饭都恨不得刚出锅就吃下去，还有很多人喜欢喝“工夫茶”。国外也经常有报道证明喝热茶会破坏食管“黏膜屏障”。我国癌症高发地区的流行病学调查结果显示，食管癌患者中有很大一部分人喜欢喝热饮、吃硬食、有快食习惯。动物实验研究表明，喝酒、吃过烫的食物、狼吞虎咽等都对食道黏膜有灼伤、腐蚀作用，等到黏膜细胞发生增殖变性之后，就会进一步癌变。

喜欢吃过咸的食物

世界卫生组织推荐每人每天的盐摄入量是6克，摄入过多的盐会增加血容量，诱发高血压。而且吃太多盐还容易诱发胃癌，这一理论已经被医学界广泛证明。

狼吞虎咽地进食

现代人的生活“忙忙忙”“赶赶赶”，工作忙忙碌碌不说，就连吃饭也是匆匆忙忙。在利益的驱使下，吃饭成了应付，现代人的进食速度普遍偏快，狼吞虎咽的居多。可是你知道吗？这种进食行为对身体健康是非常不利的，很容易损伤消化道黏膜，诱发慢性炎症。此外，吃饭快，食物块的体积过大，很容易对食道、贲门产生机械刺激，时间久了就会损伤消化道，甚至诱发癌变。

挑食偏食

可供选择的食物种类多了之后，很多人开始出现偏食、厌食的现象，长期饮食单一、挑食偏食很容易诱发癌症。因为这类人大多体内营养不足，导致机体的各部分功能受影响，如免疫机能下降、胃肠道功能降低等，增加癌症的发生风险。

餐餐过饱

中国自古就提倡“饭要吃八分饱”，而《济生方》中也提到：“过餐五味，鱼腥乳酪，强食生冷果菜停蓄胃脘……久则积结为症瘕。”由此可见，饮食过量会损害肠胃功能，时间久了，就会增加癌症的发生率。临床上有很多胃癌患者有饮食过饱的习惯，总认为要吃到胃胀、胃撑才算好，先是伤了胃，后发展成胃癌。

饥一顿饱一顿

对于三餐，现代人多是秉承着“随便”的态度，有时间就“糊弄”一口，没时间就干脆不吃。不吃早餐是现代人的通病，而过食晚餐也是现代人的通病。研究表明，不规律的饮食习惯会诱发肥胖和癌症。临床调查显示，很多癌症患者都有饥一顿饱一顿的经历，而且这种经历是经常存在的，遇到加班的时候还会增加夜宵，周六日闲暇之时几乎一整天都在吃零食。中医认为，按时吃饭利于脾胃功能的正常运转，脾胃功能正常了，人体气血才得充足，五脏功能才正常，进而降低癌症的发生率。而且，饮食利于唾液分泌，唾液的定时分泌有消解致癌物的作用。

不吃水果和蔬菜

水果和蔬菜是膳食中的重要组成部分，但是偏偏有一部分人只吃肉，几乎不吃蔬菜和水果，增加了患癌症的风险。研究表明，长期大量摄入红肉和熟肉制品，导致结肠癌的风险增加29%和50%。蔬菜和水果之中富含维生素C和纤维素，有非常不错的抗癌功效。蔬菜水果中的抗癌成分包括：维生素C、维生素E、视黄醇类、类胡萝卜素、微量元素硒、膳食纤维、吲哚、萜类、蛋白酶抑制剂、叶酸等。

经常过量饮酒

酒是常见的饮品，也可以作为调料，味苦、甘、辛，性大热，有毒，适量饮酒能让人身心愉悦，还能提神醒脑、舒筋活血、松弛血管、改善血液循环、增强机体免疫力、提升食欲、促进睡眠。但前提是少量饮酒。

可是现代人“对嘴吹”“举杯豪饮”的太多了，任何一种东西都是“物极必反”。酒的主要成分是乙醇，对人体的各个组织细胞都有伤害，会损伤人体全身的各个系统。有研究显示，直接喝烈性酒或者一天喝4两以上白酒、大口喝啤酒都会增加致癌风险。提醒大家，避免空腹饮酒，因为空腹的状态下胃内没有食物，酒精会被胃黏膜快速吸收，导致血液里面的酒精浓度迅速上升，对人体的危害非常大，所以喝酒以前要先吃些食物，最好是糖类，因为食物分解过程中产生的能量能为肝脏分解酒精的过程供能，同时避免酒精被胃黏膜快速吸收。

高油高调料饮食

现代人很少在家中自己烹调食物，总是以“忙碌”为借口，要么以“应酬”做幌子，在外面大吃特吃。我们都很清楚餐馆里的饭，菜肴大多经过“油炸”这道工序，为的是给菜肴增香，而且会加入大量调料。在这种情况下，致癌物的量也增加了，无形之中增加了致癌风险，而且应酬的过程中难免会饮酒，加重胃肠负担。

“情绪化”饮食

生活中难免遇到不愉快的事情，尤其是上班族，挨领导的批评是常有的事儿，再加上家庭的“鸡毛蒜皮”，很多人会生气、忧郁、焦虑、失望、悲伤等，如果不懂得调节自己的情绪，就会将这些情绪带到就餐的过程中，长期如此，就会诱发疾病。美国本松博士调查500例癌症患者，发现他们都有明显的精神创伤史。

带着情绪就餐，脾胃功能就会受影响，久而久之，导致脾胃功能失调，肝气不舒，最终导致气滞血瘀，增加癌症的患病风险。现代人一边吃饭一边看电影、看电视、打电话、玩手机，情绪波动比较大，脾胃健康难保证。

常食高脂肪食物，容易促发乳腺癌

《黄帝内经》中有这样的叙述，“饮食自倍，肠胃乃伤”“膏粱之变，足生大丁”，简简单单的两句话，却反映出饮食不当对身体的伤害。我们可以回想一下，自己所生的疾病是不是也和饮食失调有关。

现代人的生活条件好了，生活水平提高了，但是癌症的发生率也随之上升了，这是怎么回事？虽然社会发展了，但是人们的饮食结构也发生了很大变化，饮食的失衡严重影响到现代人的身体健康，饮食没有节制成为各类高发疾病的根源。临床调查很多癌症患者的饮食，发现他们中存在饮食失调的问题，有些偏食，有些暴饮暴食，有些喜食辛辣刺激之品，有些不分季节吃冰饮，有些饥饱无常等。

现代研究表明，很多癌症的发生都和生活水平提高之后的饮食失调有关。

流行病学研究显示，西方人长时间摄入高脂肪的食物，乳腺癌、前列腺癌、结肠癌的发生率明显高于东方人。而动物实验显示，长时间摄入过量蛋白会增加人体某些部位癌症的发生率。科学家对动物进行研究之后发现，癌症的发生和进食种类并没有太大关系，但是和食量有很大关系。

如今，患乳腺癌的女性越来越多，这和现代女性的饮食习惯、饮食结构的不合理有着密切关系。北美、北欧等发达国家是乳腺癌的高发地区，东欧、南美次之，亚洲和非洲的发病率最低。但这是以前的调查结果，自从20世纪70年代开始，低发乳腺癌的亚洲地区的发病率开始上升，特别是日本、新加坡和中国。上海成了国内乳腺癌发病率最高的城市，这是为什么呢?

其实， 这和上海地区人们的饮食结构中脂肪占总热能的比例有很大关系，一项统计结果显示，1959年上海市居民饮食结构中的脂肪占总热能比例是9.5%，1982年上升至24.4%，1992年是31.2%， 超出了世界卫生组织建议的30%的限值，接近欧美发达国家水平。由此我们不难推断，上海人的饮食以高脂肪高蛋白食物为主。

有研究表明，膳食中高脂肪、高蛋白成分高水平地摄入可以转化成类雌激素，刺激乳腺组织增生，这就是为什么乳腺癌在城市的发病率比农村高。

我认识一位退休干部的老婆，生活还算比较滋润，这些年来一直在家享受生活，每日沉迷于美容养生之中。的确，50岁的她看起来三十七八岁的模样，但是后来被乳腺癌困扰了，整个人一下子老了十几岁。她本人对油腻食物是不怎么热衷的，却为了美容而使用大量雌激素产品，经常服用雌激素保健品和富含雌激素的食物，虽然带给她光洁的皮肤，却诱发了乳腺癌。

滥用保健品，乳腺癌发病高

如今，患乳腺癌的人越来越多，很多女性朋友会疑惑，怎么过去的人生活条件没有现在好，乳腺癌的发病率却很低呢?

实际上，乳腺癌的发生和人们的生活方式、饮食习惯等有着密切关系。随着人们保健意识的增强、保健品的在市场的“席卷”，越来越多的人开始服用保健品。保健品虽好，但并非每一种保健品都适合所有人。

女人的天性是爱美，不管是什么年龄段的女性都是非常爱美的。有的女性朋友过了40岁后，想要通过服用抗衰老的保健品让自己拥有年轻美丽的容貌，可却不知道这些保健品中很可能含激素，如雌激素，使用后月经周期会发生改变或行经时间变久，服用过久甚至会诱发乳腺癌。

那么，都有哪些保健品和食物易诱发乳腺癌呢?

部分抗衰保健品

很多女性保健品，尤其是延缓衰老、美容肌肤的保健品中多含雌激素，易诱发乳腺增生，所以要避免滥用保健品。

雪蛤、蜂王浆、羊胎素等补品

雪蛤、蜂王浆、羊胎素等补品中富含激素，长期服用虽然能让皮肤变得光洁细腻，但是容易导致体内雌激素水平上升。女性如果体内雌激素的水平长期维持在较高的水平，易诱发乳腺癌、子宫内膜癌等。

反季水果

反季水果到处都能看到，实际上，这些反季水果大都是用催熟剂或激素类化学药剂种植的，长期食用易诱发乳腺癌。

除了要注意慎食上述保健品和食物，还应当注意早睡早起、多运动，规律自己的生活习惯。美国癌症研究会调查结果显示：每晚睡眠时间不足7小时的女性患乳腺癌的概率高达47%，建议女性朋友最好每天晚上11:00前入睡，每个星期抽出1～3天做2小时有氧运动，以提升机体自身免疫力、降低乳腺癌的发生率。

食品添加剂，也可能致癌

随着食品工业的发展，食品添加剂的种类越来越多，存在范围也越来越广。食品添加剂能延长食物的保存期，让食物更加美味，颜色更加诱人。在国标允许的范围内添加食品添加剂对人体基本无害，可是如果长期摄入大量添加了过量食品添加剂的食物肯定会对人体有害。当食品添加剂在体内残留积累，就会损伤正常细胞，进而影响到新陈代谢，易诱发癌变。接下来为大家介绍几种常见的添加剂及其可能带给身体健康的负面影响。

糖精

糖精是人工甜味剂，主要添加在饮料和果冻之中。研究表明，糖精可以促进老鼠患膀胱癌。国家有规定，婴儿食品是不能添加糖精的。

蔗糖聚酯

蔗糖聚酯是一种人造脂肪，广泛应用于炸薯条和甜品之中。研究表明，长期摄入蔗糖聚酯可能会干扰人体对番茄红素和类胡萝卜素的吸收，而这些营养成分能让你远离心脏病、前列腺癌等症。

氢化脂肪

氢化脂肪是反式脂肪。在美国，每年因为食用反式脂肪导致心脏病发作的案例多达7000例。反式脂肪的应用非常广泛，如蛋糕、饼干、薯条等。

焦糖色素

焦糖色素主要应用在可乐和咖啡等饮料和调味酱、蛋糕，若是直接由糖加热获得，危害并不大；若制造过程中添加了氨，会产生致癌物质。

BHA（丁基羟基茴香醚）和BHT（二丁基羟基甲苯）

BHA（丁基羟基茴香醚）和BHT（二丁基羟基甲苯）分别为抗氧化剂和

防腐剂。BHA存在潜在致癌性，BHT的危险要小些，但是动物实验发现BHT也有致癌性。但这两种化学物质并非食品制造过程中必不可少的，多数情况下能完全被维生素E代替。一般情况下，BHA用在油脂食品和富脂食品中，和BHT搭配使用能延长鲤鱼、鸡肉、冷冻熏肉食品的保质期。

角叉菜胶

角叉菜胶是从海藻里面提取的乳化剂、增稠剂，主要用在果冻、软糖、冰激凌、乳品之中。动物实验表明，角叉菜胶和癌症、结肠、溃疡有关，尚未明确它是否会危害人体健康。

大量摄入维生素，反而对癌症康复不利

随着人们对维生素保健功效的认识，各种维生素保健品在药店、保健品店出售，甚至有商家忽悠民众“营养补充剂能代替食物”，真的是这样的吗？

科学界认定，人体所需的营养素在健康范围内摄入至某种量后，人们就不会再因为某种营养素摄入不足而导致营养缺陷，但营养素的摄入并不是越多越好。研究表明，当人体需要的某种营养成分被大量滥用之后，身体的回馈机制就会变得麻痹。

科学研究表明，维生素等营养素的摄入量超过某个限度的时候，对身体健康的危害就会越大。

詹姆斯·沃森研究认为，癌症晚期患者服用含抗氧化剂的多种维生素片会阻碍自身治疗，而且在权威的英国皇家科学学会《开放生物学》杂质上警告癌症晚期患者千万不要乱服维生素。

含抗氧化剂、各种维生素的人工合成营养补充品一直以来都是癌症的辩

论话题，有研究认为，它们能产生适度的防癌效果，但沃森教授却明确指出这种药片很可能弊大于利。沃森教授认为这些营养补充剂会产生高水平的抗氧化性，使放、化疗等治疗方法“罢工”，进而成为晚期癌症不能治愈的原因之一。

在健康人群中，适度使用抗氧化剂有益，因为它们主要攻击破坏DNA的“自由基”。不过，很多癌症治疗中是通过自由基杀死肿瘤，意味着抗氧化剂会阻止自由基的有益作用。

癌症患者盲目摄入合成的维生素片剂，不利于肿瘤的治疗和康复。但由于厂商的大肆宣扬盖过了专家言语，人们往往相信的就是那些巧舌如簧的销售者，大量摄入合成维生素，反而对癌症的康复不利。

对于普通人来说，只要不偏食不厌食，正常吃谷物和新鲜果蔬，摄入的维生素就足够了。而且新鲜果蔬所含的是天然的维生素，对身体健康没有危害。

第二章
合理饮食，防癌抗癌第一步

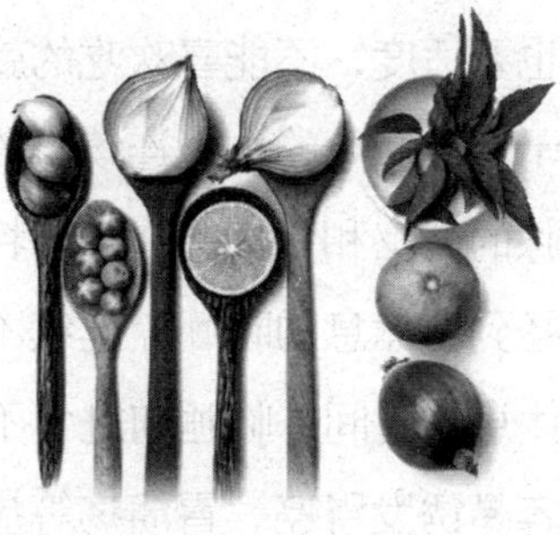

饮食有规律，癌症风险会降低

既然不良的饮食和不良的饮食习惯都会增加癌症的发生率，那我们就规律一下自己的饮食，在适当的时间吃适当的食物，将癌症的风险降下来。

食物多样化

食物多样化是非常符合健康要求的，世界卫生组织和世界粮农组织提出的解决营养问题的第一条就是食物多样化。食物中含有丰富的维生素，而维生素能保持消化系统正常运转，维生素C有解毒、抗氧化作用，维生素E也有一定的抗氧化功能。所以，多吃新鲜果蔬才可确保体内维生素含量的正常，充分发挥胃肠道功能，保护胃肠道黏膜。

三餐定时定量

一日三餐要定时定量，只要到了规定的时间，不管饿还是不饿，都应该主动吃些食物。每餐的食物量也要适度，不能喜欢吃的就多吃，不喜欢吃的就一口不动，过饥过饱都是不利于胃肠健康的。当连续一段时间规律饮食之后，就会形成条件反射，利于消化腺的分泌和食物的消化。特别要注意一点，睡前2～3小时不能进食，因为胃已经到了休息的时间，连续不断运转会累坏它的。夜间睡眠时是胃的自我修复和休息的时间，临睡前进食不但会影响睡眠，还会加重胃的负担和胃黏膜损伤，容易诱发胃癌、胃溃疡等症。还要注意餐前餐后都不能大量喝水，汤泡饭也是不推荐的，因为这些行为都会稀释胃液，影响食物的消化和吸收。

细嚼慢咽

咀嚼食物的次数越多，食物的颗粒就越小，唾液和食物的混合就越充分，唾液淀粉酶对糖类的消化就越完全，能减轻胃肠负担，让营养物质被消化吸收得更完全。

膳食平衡，防癌抗癌第一步

所谓膳食平衡，就是说要选择多种食物，经过适当搭配之后做出能够满足人体对营养素需求的膳食。《黄帝内经》中有这样的记载："五谷为养，五果为助，五畜为益，五菜为充，气味合而服之，以补精益气。"由此可见，每一种食物都吃才是对身体有益的，癌症患者当然也不例外。

世界卫生组织认为，癌症为生命历程中多种危险因素积累导致的，若长时间偏食某类食物，也会增加人体某种危险的积累。想要从饮食上防癌，学会"怎么吃"很重要，生活中如果能把握好"度"的问题，不一味地偏嗜某种食物，也不一味地远离某种食物，均衡饮食，才能更好地抗癌。

五谷就是指粳米、小豆、麦、大豆、黄黍等谷物和豆类，是人体的主要能量来源，主要为人体提供糖类，其次是植物蛋白质，脂肪的含量很低，豆类除外。谷物和豆类同食可以营养互补，提升双方的营养价值。中国人自古以谷类食物为主，人体的生命过程主要的能量来源就是主食，也就是谷类食物。所以，对于癌症患者来说，五谷的摄入是非常必要的。

五果就是指桃、梨、杏、李、枣、栗子等多种鲜果、干果和坚果，五果之中富含维生素、微量元素、食物纤维，坚果之中还富含蛋白质和脂肪。鲜果类最好生吃，以确保其中的维生素不被破坏，而坚果类最好熟吃，为人体补充植物蛋白质和不饱和脂肪酸等营养物质。因此，五果也为膳食平衡中不可或缺的辅助食品。

五畜就是指牛、犬、羊、猪、鸡等，可以增补五谷主食营养的不足，为平衡膳食的主要辅食。动物性食物中富含蛋白质、脂肪以及多种人体必需的氨基酸，可以维持人体正常的生理代谢，提升机体免疫力。所以，癌症患者适当吃肉是有助于自身修复的。

五菜就是指各类蔬菜，可以营养人体、充实脏气，让身体中的各种营养变得完善而充实。蔬菜中富含各种维生素和膳食纤维，膳食纤维有提升食欲、增强饱腹感、助消化、补充营养、预防便秘、降低血脂、降血糖、防癌变等作用，可促进癌症患者康复。

通过上面的论述我们不难看出，癌症患者应当五谷杂粮、鱼肉蛋奶、干果等均吃，每天变着花样吃，吃多种果蔬，注意低脂肪、高纤维食物的摄入，同时避免吃过咸、烟熏、腌制食品以及酒精的摄入。

多食素食，患癌概率比较低

美国康奈尔大学的教授坎贝尔做了这样一个实验：他和助手选择两组癌症的病灶细胞，第一组病灶细胞培养液中加入20%的蛋白质，以酪蛋白为主；第二组病灶细胞培养液中加入5%的蛋白质，以酪蛋白为主。实验发现，第一组培养出的癌症病灶细胞反应非常强烈，说明高含量的蛋白质会促进癌症病灶细胞生长；第二组病灶细胞的反应很弱，没有促进癌症病灶细胞发展的能力。

这个研究发现，当摄入的蛋白质水平达到或超过动物生长所需水平时，则可能导致癌症，通过改变蛋白质的摄入水平能选择性激活或抑制癌的发展，这个作用和癌的启动阶段没有关系，和解除致癌物的水平也无关。

实验中所有实验动物开始接触的都是同一剂量的致癌物，之后12周的癌促进阶段，轮流给这些动物饲以20%或5%蛋白质饲料。把12周的癌促进阶段分成4个阶段，每个阶段是3周，第一阶段是第1～3周，第二阶段是4～6周，第三阶段是7～9周，第四阶段是10～12周。

第一阶段和第二阶段给实验动物饲料以20%的蛋白质饲料后，病灶细胞团数量开始增加。但是第三阶段动物饲料以低蛋白饲料时，病灶细胞团的数量会迅速下降。到了第四阶段的时候，恢复给实验动物提供20%蛋白质的饲料，病灶细胞团的数量会重新上升。

还有一组实验，第一阶段所有动物饲料以20%蛋白质的饲料；第二阶段开始时，可以看到病灶细胞团的数量迅速下降；第三阶段，随着动物重新开始接受20%蛋白质的饲料，能看出病灶细胞团的数量重新开始上升，说明膳食里面的蛋白质对癌细胞的发育确实有促进作用。

这个实验表明，病灶细胞的发育能通过不同剂量的蛋白质调节甚至逆转，进一步说明饮食里面的蛋白质增加的时候，癌症细胞数量会增加，反之会减少，说明癌症还能通过饮食来逆转；动物性蛋白质是促发癌症最主要的元凶。

有研究显示，和尚和尼姑患癌的比例很低，何裕民教授曾分析过这种现象，认为一方面和此类人长期念佛、诵经有较好的保持清静宁和的心态有关；另一方面与其长期吃素有关。

英国研究人员对饮食习惯和癌症的关系的调查结果显示：吃素者患血液型癌症的概率比吃肉的人低45%，患实体癌瘤的概率比后者低12%。英国研究人员对6.1万名英国男女进行12年的跟踪调查，研究期间，有3350人被诊断出癌症，有68%的人是食肉者，22.5%的人是素食者，9.5%只吃鱼不吃肉。换算之后，素食者患胃癌、膀胱癌等实体癌症的概率都比肉食者低很多。

英国科学家研究发现，素食者和非素食者肠道中的微生物菌群明显不同，当人体的消化液和上述肠道微生物作用时，产生的化学物质也不完全相同，这很可能是非素食主义者更易患癌症的原因。

苏格兰科学家研究发现，多吃蔬菜和水果能摄入大量的水杨酸，素食者血液里面的水杨酸含量较高，水杨酸能降低患心脏病、癌症的发生率。

由此可见，素食不仅是宗教徒的选择，还是健康的选择，能降低癌症的发生风险。为了达到体格健壮、营养平衡的目的，素食者还应当注意以下几方面。

平衡膳食

膳食平衡就是指确保食物之间和营养素之间的平衡，进而满足人体所需。我们都知道，人体需要蛋白质、脂肪、糖类、维生素、矿物质、膳食纤维、水这七大营养素，日常饮食的过程中应当注意这七大营养素的合理搭配，做到食物多样化，通过恰当的食物组合和互补能提升整体营养价值。比如豆类搭配谷类，豆类之中缺乏蛋氨酸，谷类之中缺乏赖氨酸，二者搭配食用能取长补短，提高蛋白质利用率，所以提醒素食者千万不能单一吃某种事物，而是要变换着花样吃。

蛋白质摄入要充足

乳蛋素食者可以从豆类和奶类之中摄入充足的蛋白质，而严格的素食者应当多吃大豆制品，因为豆类食品里面的蛋白质质量是最好的。

矿物质、脂类的来源

动物性食物是获得铁、锌的良好来源，素食者所需的蛋白质、铁、锌可以从豆类、坚果类、种子、大豆制品里面获得。素食者所需的钙可通过摄入海带、芝麻、紫菜、绿叶蔬菜来获得。鱼类中富含的n-3多不饱和脂肪酸也可以从核桃、亚麻仁里面找到，所以能通过摄入豆类、坚果类获得脂类物质。

合理烹调

人体缺乏脂肪会导致能量不足，以及脂溶性维生素、必需脂肪酸的缺乏。可是如果摄入过多的油脂，哪怕是植物油，对人体健康也是不利的。所以，素食者每天的油脂摄入量一定要适宜，在25～30克就可以了。

其实，素食者只要注意膳食多样化就不会缺乏营养素，应当努力将素食做出更多花样来，为健康打基础。

五色食物，对应五脏抗癌变

日常生活中的食物常见的颜色是绿、红、黄、白、黑，而五色与五脏相对应。

绿色养肝，常见的绿色食物有绿豆、菠菜、西兰花、黄瓜、芹菜、韭菜、茼蒿、莴笋、白菜、荠菜、油菜、四季豆、空心菜、木耳菜、绿苋菜、青菜、苦瓜、甜皮瓜、香瓜等。中医认为，绿色食物在五行之中属木，有清热、补肝养血、调节脾胃消化之功。现代研究表明，绿色食物之中含大量纤维素，可清理肠胃、预防便秘、降低直肠癌的发生率，经常吃绿色果蔬可以让身体保持酸碱平衡，降低癌症的发生率。

红色补心，常见红色食物有红豆、红薯、胡萝卜、红枣、番茄、山楂、香椿、草莓等。中医认为，红色在五行之中属火，入心经，有补血利尿、活血化瘀、促进心脏活动之功。红色的食物中富含番茄红素、胡萝卜素、铁、部分氨基酸，此类食物中含大量抗氧化剂，可以降低癌症的发生率。

黄色益脾胃，常见黄色食物有黄豆、牛蒡、脚板薯、薏米、韭黄、南瓜、苹果、蛋黄、粟米、玉米等。中医认为，黄色在五行之中属土，入脾经，有补脾益气、促进食物消化和营养吸收之功。黄色果蔬之中富含维生素A、维生素D、纤维素、果胶，有助于清除体内的有害菌及其他有害物质，可以保护胃黏膜免受伤害，防止食管癌、胃癌和肠癌等。

白色润肺，常见白色食物有白豆、冬瓜、梨、银耳、藕、百合、米面、豆腐、花菜、竹笋、淮山、凉薯等。中医认为，白色在五行之中属金，入肺经，有补气、滋阴、养肺之功，此类食物富含淀粉、糖类、蛋白质等，可以为人体提供大量必需营养物质，能增强机体免疫力，预防肿瘤的发生。

黑色补肾，常见黑色食物有黑豆、黑米、黑芝麻、黑木耳、桑葚、核桃、紫菜、海带等。中医认为，黑色在五行之中属水，入肾经，能提高和肾、膀胱、骨骼关系密切的新陈代谢和生殖系统功能，能调节人体的生理功能，刺激内分泌系统，促进唾液分泌，促进胃肠消化，增强造血功能，延缓衰老。现代医学表明，黑色食物不但营养丰富，而且还能补肾抗衰、保健延寿、防病治病、乌发美容等。癌症患者手术后、放化疗之后以及骨髓移植、血象低、体质虚弱者均可经常吃黑色食物，有助于机体免疫力的恢复，改善骨髓状况，提高血象。

全谷类食物，有效防抗结肠癌

全谷类食物和其他富含纤维和维生素的食物一样，能促进身体健康。很多研究都发现，全谷类食物的摄入和心脏病的发病率有关，增加全谷类食物的摄入可以让心脏病的发病率平均降低26%。哈佛对75 571名女性的研究结果表明，吃全谷类食物最多的女性中风的患病率下降了31%。另一项研究发现，每天摄入大量全谷类食物能让糖尿病发生的风险下降38%。

全谷类食物除了能预防心脏病、中风、糖尿病等症，还有很多其他有益健康的作用。相对于其他慢性疾病来说，癌症对人的危害更大。实际上，很多癌症的发生、发展都和人们的日常饮食有关。

膳食、营养是环境因素的一部分，和其有密切关系的癌症占35%左右。从营养学的角度上说，食物加工得过于精细也会增加癌症的发生率。中医上所说的糟粕的“粕”，是“白”和“米”的组合，好像是在告诉我们，精白米是渣滓，精华都在米糠之中。

如今，人们的生活条件好了，精白米面成了餐桌上的主要食物，经过加工的白米和白面丢弃了米糠，也就是丢弃了营养物质。

先来为大家介绍一下谷类的营养素的分布情况。谷类的外层是谷皮层、糊粉层和胚芽部分，内部是胚乳。谷皮里主要含纤维素、半纤维素、矿物质、脂肪等营养成分。糊粉层含维生素B、磷等无机盐，胚芽含脂肪、蛋白质、无机盐、维生素B、维生素E等营养成分。我们不难发现，谷类的营养物质主要分布在谷皮层、糊粉层和胚芽这些外层部分，胚乳部分的主要作用是为身体提供能量。精加工的过程中会将存在谷类外层部位的营养素几乎全部丢失。

近些年来，吃粗杂粮逐渐成为时尚，其身价也变得高起来。全谷物就是指谷物碾制过程中，保留胚芽、麸皮、胚乳三个部分。全谷类包括糙米、黑糯米、小米、胚芽米等；全麦类包括燕麦、大麦、小麦、荞麦等；甘豆类包括红豆、粳米、绿豆、莲子、玉米等。

研究证实，世界上传统膳食以谷类为主的人群结肠癌的发生率比较低。动物实验表明，复合淀粉性膳食能降低结肠细胞增生的发生率，还能抑制隐窝细胞畸变灶和肿瘤形成。

有研究分析发现，全谷类食物和癌症危险减少有关，对结肠癌的作用比对直肠癌的作用更强。

抗癌营养素，心中要有数

近些年来，癌症的发生率逐年上升。2009年3月14日，我们喜爱的影视演员李钰因患淋巴癌病逝，年仅33岁；2009年4月6日，阿桑因乳腺癌病逝于台湾省新店慈济医院，年仅34岁；2009年6月5日，我们敬仰的新闻联播主持人罗京因淋巴癌在北京逝世，享年48岁；2009年8月27日，香港著名演员成奎安因鼻咽癌扩散医治无效辞世，享年54岁；2015年1月16日，我们喜爱的年轻歌手姚贝娜因乳腺癌恶化去世，年仅33岁……

通过这些惨痛的案例我们不难看出癌症的可怕性，即使你已功成名就，仍然无法摆脱它的魔爪。癌症的防控时刻被人们关注着，抗癌、防癌变成了守护健康的重点。其实，抗癌过程中注意补充以下营养素即可大大降低癌症的发生率。

蛋白质

蛋白质是人体的重要营养物质，没有蛋白质就没有生命，基本单位是氨基酸，而氨基酸有抑制肿瘤的作用。

富含蛋白质的食物有：牛肉、猪瘦肉、鱼、鸡、蛋、豆类、海参、鱿鱼、鱼松、淡菜、牛奶粉、黑豆、花生仁、枣仁、蚕豆、葵花籽、鸡肉、排骨、泥鳅、芝麻、兔肉、牛肉、鲫鱼、黄鳝、猪瘦肉、胖头鱼、鸡蛋、海带等。

维生素

维生素A：维生素A是强抗氧化剂，可以激发人体细胞活力、延缓衰老、防癌抗癌、消除自由基、阻断细胞癌变，而且可以让已经向癌细胞分化的细胞恢复成正常细胞。成人每天对维生素A的需要量是0.75～1.2毫克。研究表明，所有起源于上皮组织的恶性肿瘤，如皮肤癌、食管癌、胃癌、肺癌、结肠癌、直肠癌、膀胱癌等，都和维生素A的缺乏有关。

维生素B_2：维生素B_2缺乏会导致亚硝胺代谢发生改变，促进食管上皮增生，诱发食管癌。富含维生素B_2的食物包括动物肝脏、心、鸡肉、大豆等。

维生素C：维生素C可以提升机体免疫力，有抗氧化之功，可以中和亚硝胺等致癌物质，促进干扰素的生成。成人每天需要维生素C 60～100毫克。不喜欢吃新鲜果蔬的人患胃癌的可能性比较大。

维生素D：有研究表明，乳腺癌患者身体中的维生素D含量一般比较低，并且身体中缺乏维生素D的乳腺癌患者的病死率相对较高。富含维生素D的食物包括：鱼肉、牛肉、鸡蛋黄等。此外，经常晒太阳可以促进身体合成维生素D。

维生素E：维生素E是强抗氧化剂，有抗衰老、保护细胞膜完整性、免受过氧化脂质损害、减少脂褐素积累、抑制自由基形成、防癌抗癌等作用。成人每天维生素E的需求量12毫克。临床研究表明，维生素E和某些抗癌药物同用，能增强疗效，降低化疗的毒性反应。

维生素K：维生素K能通过促进上皮生长因子（EGF）磷酸化，进而抑制肿瘤细胞生长。有人对肝癌的代细胞进行检测发现，癌细胞里面的维生素K_1和维生素K_2含量显著低于非癌细胞。富含维生素K的食物包括：甘蓝、莴苣、花椰菜、鱼肝油、蛋黄、海藻等。

矿物质

锌：锌有维护机体免疫、防癌抗癌之功，成人每天需要锌15毫克。缺乏锌会诱发肿瘤，比如，食管癌高发区的人以小麦为主食，主食里面缺乏锌；食管癌低发区的人以小米、高粱、红薯、花生等为主，这些食物富含锌元素。

铜：铜的缺乏和缺锌导致的情况相似，食管癌高发地区的土壤、粮食、人血清中铜的含量均偏低。含铜多的食物包括：扁豆、白萝卜叶、黄豆、大白菜等。

镁：富含镁的食物已经被证实能减少女性结肠癌的发生率，每天吃130克左右的熟菠菜即可提供身体所需的镁元素。粗粮、黄豆、坚果、冬菇、紫菜等都富含镁。

硒：硒可以提升机体免疫功能，破坏氧自由基，保护细胞膜免受氧自由基侵害，保护细胞核和基因成分的完整性，阻断致癌物在人体的代谢或活化过程，抑制肿瘤细胞的繁殖。硒元还能通过调整细胞分裂、分化、癌基因表达，让癌细胞行为向正常方向转化。此外，硒还可以促进正常细胞增殖、再生机能，进而防癌抗癌。成年人每天锌的需要量是50微克。对癌症患者来说，放化疗虽然是治病的唯一选择，但是放化疗的过程中会带给患者极大的痛苦，而硒可以减少化疗药物的毒性。研究表明，化疗前后服用大剂量的硒能清除有害自由基以及减少白细胞降低、恶心、呕吐、食欲下降、严重脱发、肾毒性等副作用。

钙：流行病调查发现，生活在阳光充足地区的人结肠癌的发生率比较低，而那些远离赤道地区和生活在摩天大楼高耸地方的人结肠癌的发病率却相对较高。日本人喜欢吃鱼，结肠癌发病的发病率较低。瑞典的调查结果发现，结肠癌的发病率和牛奶的摄入量成反比。成人每天对钙的需求量是800～1000毫克。

膳食纤维

研究表明，饮食纤维低、脂肪高者，患结肠直肠癌的危险性相对较高。适当增加食物纤维的摄入量能降低结肠癌、乳腺癌、口腔癌、咽喉癌、食管癌、胃癌、前列腺癌等的发病率。富含纤维素的食物包括麦麸、白扁豆、全麦面粉、燕麦片、红薯、黑面包、菠菜、卷心菜、芹菜、韭菜、胡萝卜、香蕉等。

抗氧化剂

抗氧化剂是抑制自由基的一种物质，自由基分子非常不稳定，会导致蛋白质细胞膜甚至DNA突变，诱发癌症和其他慢性疾病。抗氧化剂可以有效清除这些有害自由基。原花青素是一种强效天然抗氧化剂，几乎存在于所有植物当中，葡萄里面的原花青素含量非常高，新鲜果蔬中也含有此类抗氧化剂。此外，新鲜果蔬中还含有维生素C、维生素E、β-胡萝卜素等抗氧剂。所以，平时多吃新鲜果蔬对身体健康是非常有益的。

吲哚类

吲哚类是普遍存在于植物里面的生长素，十字花科蔬菜的吲哚类含量比其他植物高，能强化免疫系统，降低致癌物活性，有非常强的防癌作用。吲哚类可以帮助性激素正常代谢、抑制癌细胞分裂，能预防乳腺癌、宫颈癌、前列腺癌等。吲哚类还能促进人体产生一种可以抑制癌细胞生长分裂的酶。油炸类食物经过反复高温之后易产生苯并芘，有致癌性，而吲哚类能抑制苯并芘活性，降低癌症的发生率。

多酚类

多酚是多元酚类化合物的简称，主要分布在蔬菜和水果里面，常见的多酚包括红酒多酚、绿茶多酚、苹果多酚。多酚的抗氧化功能很强，可以消除细胞里面的自由基，防止自由基过剩而损害细胞，预防细胞癌变。多酚还能降低胆固醇，减轻心血管负担。常见的富含多酚的食物包括：红酒、绿茶、巧克力、黄豆、蔬菜、水果等，每天临睡前喝上一小杯红酒，不仅能补充多酚，还能促进睡眠。

乳酸菌

乳酸菌能平衡人体的微生物，促进B族维生素的吸收，维持肠胃正常运转，预防、缓解便秘。乳酸菌中的多糖能吸附致癌毒素，防止毒素侵害正常机体，同时将其迅速排出体外，降低大肠癌的发生风险。酸奶中的乳酸菌含量丰富，每天喝上一两杯酸奶对身体是大有益处的，不过提醒大家注意，乳酸菌不耐高温，所以不宜加热服食。

皂素

皂素又叫“皂角苷”“皂苷”，广泛存在于各种豆类食品中，可以杀死病毒、细菌、真菌、原虫，还能保护细胞膜，防止细胞受自由基破坏。皂素能直接对癌细胞发生作用，破坏癌细胞的细胞膜、DNA，有效抑制癌细胞的生长、扩散。皂素还能预防心脑血管疾病，帮助身体毒素的排出。皂素主要存在于豆类食品中，吃的时候要注意将其煮熟，以免里面的皂素毒和植物血凝毒素进入肠道内，诱发肠胃炎、腹泻等中毒症状。

生物碱

生物碱又叫“植物碱”，是含氮化合物的统称，以多种不同形式存在于各种食物里面。生物碱能显著强心，扩张血管，让气血顺畅不乱，可以降血压、去心火。茄子、番木瓜里面的生物碱能缩小癌症肿块，抑制癌症发展。

癌症治疗的过程中，尤其是放化疗之后，癌症患者的体质会变得虚弱。经常吃莲子，莲子里面的生物碱既可增强抗氧化酶活性，提升抗氧化力，又可帮助身体排出大量自由基、毒素，增强机体免疫力，抑制癌细胞生长。

ω-3脂肪酸

ω-3脂肪酸属于多不饱和脂肪酸，包含EPA、DHA、DPA，为人体必需的脂肪酸，只能靠饮食摄取，自身不能合成。ω-3脂肪酸能降低血液中的胆固醇浓度，预防心血管疾病的发生，还能提升视力和脑力，孕妇怀孕期间适当补充ω-3脂肪酸利于胎儿的发育。ω-3脂肪酸主要存在于鱼类中，如鳕鱼、三文鱼、金枪鱼。此外，亚麻仁油、黄豆油、芥花油中也含有ω-3脂肪酸。

DHA属于ω-3脂肪酸，可以从鱼类脂肪中获得，有降低胆固醇、保护血管等作用，是构成大脑的主要成分之一，能活化脑细胞，预防记忆力下降、老年痴呆，防止癌细胞附着在血管壁，限制癌细胞发展范围，减缓炎症。菠菜、萝卜、大白菜中也含有一定量的DHA。

EPA存在于鱼肉脂肪中，也属于ω-3脂肪酸。身体缺乏DHA，EPA就会转化成DHA填补，不过转化效能不佳，无法完全代替。EPA有降低胆固醇和甘油三酯的作用，有助于维持心血管健康、防止血栓、抑制血小板凝结，而且有抗炎消炎之功，能促进细胞修复、预防细胞癌变。

酵素，对抗机体癌细胞

我们都知道，癌症患者是非常痛苦的，因为癌症会诱发多种症状，如疼痛、疲乏、食欲下降等，这些症状会让癌症患者生不如死。

癌症是恶性肿瘤中最常见的一类。癌细胞形成后，并不会由于病因消除而停止生长，而且不受正常机体的生理调节，会破坏正常的组织、器官。和良性肿瘤比起来，恶性肿瘤的生长速度非常快，呈浸润性生长，易出血、坏死、溃疡等，经常会发生远处转移，导致人体消瘦、无力、贫血、食欲下降、发热、严重的脏腑功能受损等，最终导致死亡。

到目前为止，癌症的最佳医疗方法就是通过化疗除去病灶，或使用抗癌剂。但抗癌剂的效果短暂，未被杀死的癌细胞会不断繁殖，之后再用抗癌剂，重复上述过程。可是抗癌剂在杀灭人体抗癌细胞的同时，还会杀死人体的正常细胞，最终导致患者的免疫力降低，出现一系列副作用。由此可见，癌症是一种不能从根本上消除的疾病。

曾有专家认为，人类摄入过量的脂肪和动物蛋白质，癌症的死亡率也会随之上升。因为很多致癌素并不是直接产生癌症的，而是自身经酵素活化后转变为致癌素，诱发癌症。

现在，通过酵素控制癌症的做法非常普遍。原因有三：首先，胃蛋白酶可以分解掉保护癌细胞的蛋白质的皮膜，最终直接歼灭癌细胞；其次，酵素可以产生以TNF为代表的肿瘤坏死因子，破坏异常增殖的癌细胞；最后，身体中酵素水平上升的时候，癌细胞为了增殖需要的坏酵素的量就会下降。由此可见，大量补充酵素的确可以在一定程度上抑制癌细胞增殖。

实际上，每个人体内都存在癌细胞，之所以不是每个人都会患癌症，是因为我们的身体内有个巧妙机制，即是NK（自然杀伤）细胞、TNF（肿瘤坏死因子-α）为代表的各种细胞激素。癌细胞被制造出来时，人体会产生出相应的NK细胞，短时间内消灭癌细胞。

不过，因为消化不良而导致肠道内的腐败物增多，血液呈现串珠化的人体内的机制会发生变化。由于体内酶的代谢缺乏，免疫力下降，不能生产可以发现、歼灭癌细胞的NK细胞和TNF。如此一来，体内的癌细胞会迅速增多，肠道内的腐败物为癌细胞的增殖提供了便利条件，酵素里面也存在可以加速癌细胞增殖的坏酵素，各方面因素催生了癌症。

谈及癌症，很多人都会心生恐惧，因为它带给患者巨大的身体痛苦和心理痛苦，致死率非常高。虽然到现在为止还没有弄清癌症的病因，不过有一点能肯定，自身免疫力长期低下或是受外界某种特殊因素刺激后，正常细胞就会转变为癌细胞，经一系列侵袭后，就会繁殖、蔓延发展为癌症。在各种致病因素中，自身免疫力下降是主导因素。

通过酵素控制癌症可以提升机体免疫力，增强NK细胞和TNF产量，增加NK细胞、TNF细胞杀伤力，进而杀死癌细胞。

研究表明，野生动物吃生肉类和植物，体内含大量酵素，因此它们的生命力非常旺盛，免疫力非常强，所以野生动物不易得癌症。而人类以熟食为主，食物经高温后，里面的酵素几乎都被破坏掉，久而久之，人体从食物里面摄入的酵素的量大大减少，最终导致免疫力下降。人体之所以有免疫功能，主要是因为人体中有白细胞、巨噬细胞、T细胞、B细胞。白细胞或巨噬细胞吞噬病原微生物、有毒物质、癌细胞时，会在酵素作用下把病原体分解成无毒小分子，而且将其排出体外。T辅助细胞在发现人体里面有入侵或自身产生异物时，会联合B细胞生产制造抗体，并对其进行攻击、消灭。

人体的免疫系统是个精密组合，酵素不但可以直接促进癌细胞、致癌物质的分解，还能改善整体免疫系统功能，而且可以全方位阻止癌细胞生长繁殖。

癌症患者，依体质选性味

前面已经反复提到，癌症患者一定要关心自己的饮食，规律自己的饮食，均衡自己的饮食，采用食疗的方法调养身体，安全而有效，简单而容易操作。食疗能排毒邪、安脏腑、清神志、滋气血，有助于癌症患者术后、化疗、放疗之后的康复。临床上，观察癌症患者未来康复最简单的方法就是看他吃不吃得下、睡不睡得着、排不排得出。

对中医稍微有些了解的人会发现，中医介绍食物的时候首先介绍的就是食物的性味，食物有温、热、寒、凉四性，有辛、甘、酸、苦、咸五味，不同性味的食物适应于不同患者的体质和病情变化，癌症患者的病情变化比较复杂，所以选择食物的时候更应该注意性味和功能，充分发挥出食物的抗癌功效。

寒性和凉性食物属阴性食物，热性和温性食物属阳性食物。寒性和凉性食物通常有清热解毒、养阴生津之功，此类食物包括绿豆、豆腐、豆浆、西瓜、甘蔗、鸭肉、兔肉、田鸡、蜂蜜、黄瓜、白菜、番茄、荸荠等。对于癌症患者来说，此类食物非常适合癌症患者放疗或伴随着感染高热的时候服用。

热性温性食物大都可以温中，散寒、助阳，此类食物包括糯米、大枣、红糖、羊肉、狗肉、葱、姜、韭菜等。癌症患者的体质大都偏寒，所以选择食物的时候应当注意适当吃些偏温性的食物，尤其是癌症化疗、手术之后的患者更要注意摄入温性食物。

中医将平和的食物列为平性，此类食物适合各类人群长年食用，如黄豆、黑豆、马铃薯、南瓜、苹果、菠萝、香菇、蘑菇、鲤鱼等。

说完食物的“性”，再来说说“五味”，五味是中医关于饮食调养的论述，能指导癌症患者的饮食。从中医的角度来说，五味对应着五脏。

通常来说，辛入肺，有散寒、行气、活血之功，比如生姜、大蒜等。近代研究表明，吃辛味食物能促进胃肠蠕动，提升消化液分泌，利于人体血液循环和新陈代谢的过程，还能祛散风寒、疏通经络。

而甘入脾，可滋补、缓和，还可消除肌肉紧张、提升食欲，适合虚症、拘急挛痛者食用，比如糖和红薯。

苦入心，有燥湿、泻下之益。苦瓜是常见的苦味食物，既能药用也能食用，就拿苦瓜来说，能清热、明目、解毒、泻火，而且营养丰富，适合糖尿病、肿瘤患者、体质弱者食用。

咸入肾，有软坚、润下之功，盐对于维持机体健康来说有着重要意义，缺盐，人就会浑身无力、头晕、厌食、心率加速、脉搏细弱、视力模糊等，甚至会危及生命安全。

虽然五味对五脏有保护之功，但不能偏嗜，五味偏嗜不但会引起本脏的损伤，还可能诱发其他脏腑疾病。《黄帝内经》之中有云：“多食咸，则脉凝泣而变色；多食苦，则皮槁而毛拔；多食辛，则筋急而爪枯；多食酸，则肉胝而唇揭；多食甘，则骨痛而发落。此五味之所伤也。”由此可见，五味之过，对身体无益反有害。

癌症患者选择食物的时候还要注意五行相克的原则，比如，肝癌患者应适当吃些甘味健脾食物，因为患上肝癌之后，肝木会克脾土，很容易影响脾胃功能；心属火，克肺金，应适当吃辛味食物；肺属金，克肝木，应适当吃酸味食物；脾属土，克肾水，应适当吃咸味食物；肾属水，克心火，应适当吃苦味食物。

第三章

你不知道，但很有效的防癌食材

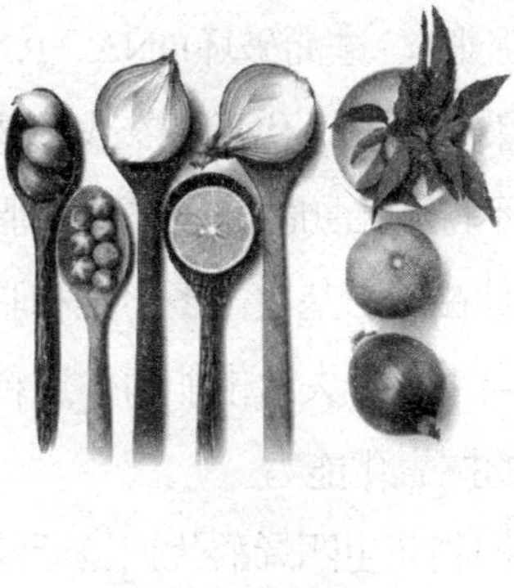

姜：可使癌细胞凋亡

自古以来，姜就是祖国医学当中的一味良药。明代药物学家李时珍曾经说，姜“可蔬，可和，可果，可药，其利博矣。凡早行、山行，宜含一块，不犯雾露清湿之气，及山风不正之邪”。

姜味辛，性微温，有发表散寒、温中止呕、去痰止咳、和胃、抗衰、解毒、抑菌、利胆、止痢、止泻、抗癌等多种功效。而姜本身含挥发油，主要成分是姜醇、姜酮、姜酚、姜烯、水芹烯、柠檬醛、芳香醇等，还含有辣味成分的姜辣素以及多种矿物质、多种维生素。

姜的辛辣成分包括姜醇、姜烯酚、姜酮等，姜黄中的姜黄素类约0.3%、挥发油1%～5%，油中主要是姜黄酮、二氢姜黄酮约50%，姜烯约20%以及d-a-水芹烯和按油精等，都有非常强的抗氧化功效。目前对于癌症的主流观点是：氧自由基攻击并破坏细胞膜，进而破坏DNA、RNA等，导致细胞发生变异。而过多的自由基会在污染、辐射、化工、农残、情绪、压力等情况下出现。我们都知道细胞膜中含多不饱和脂肪酸，多不饱和脂肪酸中的双键易受氧自由基的攻击，诱发变性。若是在自由基攻击多不饱和脂肪酸双键前，有一种物质和自由基结合，就能使得自由基丧失攻击能力，这种物质即抗氧化剂。姜的辛辣成分姜黄素就有非常强的抗氧化能力。

姜黄素的抗癌作用实质是抑制花生四烯酸代谢链活性，这种代谢途径是活器官中脂质过氧化的作用之一。姜黄素经口摄入之后，会在肠道之中被还原成无色的四氢姜黄素，抗氧化作用比姜黄素还要强。

姜黄素对抑制皮肤癌和由氧化偶氮甲烷所诱发的大肠癌有非常强的抑制作

用，对由1，2–二甲基肼诱发的小鼠大肠癌也有非常强的抑制作用。

有人在体外对正常细胞和癌细胞用姜黄素50mol / L处理48小时后，发现癌细胞的分裂和信号传递受到阻断，导致癌细胞的凋亡，其DNA呈阶梯状断裂，正常细胞并未受到影响。

还有试验对100名口腔癌患者，每天给姜黄素1500毫克，连续30天，结果发现到第15天之后就有人康复，连续30天之后其余患者的病情都得到了好转。对于吸烟者来说，姜黄素能降低患者尿液里面烟草致癌物的量，提升体内去除香烟致癌毒性酶活性。

有人曾在大鼠饲料中加入0.03%的姜黄素，4周后，注射致癌物苯并芘。观察发现，大鼠肝细胞中的姜黄素会竞争性地和苯并芘结合，进而降低DNA和致癌物形成加成物的能力，达到保护的目的。

把姜黄素应用在1000多例癌症患者的身上，这些患者多是手术、放化疗等传统治疗效果不佳，或传统治疗后肿瘤复发、转移的，包括胰腺癌、肠癌、肺癌、乳腺癌、肝癌患等。通过姜黄素和营养饮食支持、心理干预、家庭支持系统建设等结合的方式治疗，其病情得到了缓解。

接下来为读者推荐生姜食疗方。

姜汤

食材构成：干枣10枚，生姜20克，红糖50克。

烹调方法：干枣洗净之后放入锅中；生姜洗净后切细丝备用；锅中倒入适量清水，调入红糖，搅匀，盖盖煮20分钟，放入生姜丝，继续煮5分钟左右即可。

食疗功效：防癌抗癌，益气补血，健脾暖胃，缓中止痛，活血化瘀。

姜醋猪脚

食材构成：猪脚500克，鸡蛋3个，姜、甜醋各适量。

烹调方法：猪脚去毛洗净，斩件，放到沸水中焯一下，沥干水分；老姜去皮后洗净，切厚片；鸡蛋煮熟后去壳；锅内不放油，烘干，之后放猪脚炒干水后盛出备用；继续放入姜片，开小火反复炒干水；另取一砂锅洗净，开小火烘干水后，放入姜片，倒入甜醋煮沸，此时可以试味，觉得偏甜可调入少量甜醋，偏酸可调入少量黄糖，开小火煮半小时，等到姜醋煲好后放入猪手、鸡蛋，放到内煲慢火1个小时即可。煮好后不要揭盖，放置于阴凉处，每天煲10分钟左右，连续放至2～3天，姜醋猪脚即可入味。

食疗功效：防癌抗癌，抗衰老，美容。

牛奶：抑制多种癌细胞

牛奶是天然的饮料，被誉为“白色血液”，是常见的饮品，富含多种矿物质，尤其是钙磷比例适当，利于钙的吸收。

牛奶中的钙可以破坏大肠中的致癌物质，将其分解成非致癌物后排出体外，整个过程中维生素D起着非常重要作用。牛奶脂肪中还含一种抗癌物质CLA，可以抑制多种癌细胞，阻断致癌物在身体中发挥作用，进而预防乳腺癌的发生。

芬兰研究人员在对10 000名15岁以上的女性进行24年追踪调查，结果发现，饮用牛奶最多的人结肠癌的发生率最小，因为有一类乳糖可以促进抑制癌症的有益细胞生长。

近年来，我国科研人员从牛奶中提取、分离、纯化得到IM-94。中科院上海细胞研究所确定IM-94是一种小分子乳白蛋白，对其组成的氨基酸进行测序、转基因表达实验。大量实验结果证明，这种小分子蛋白有阻断肿瘤细胞里面特有脂质成分合成的作用，进而阻遏癌细胞的生长、发展。

牛奶所含的共轭亚油酸是一种高营养脂肪酸，能消除自由基、对抗氧化、调节血脂和胆固醇，有助于清除体内的有害物质，进而防癌抗癌。牛奶中的维生素A、维生素B_2等都能预防胃癌、结肠癌，并且牛奶里面还含有多种可以增强人体抗病能力的免疫球蛋白抗体，有防癌之功。接下来为读者介绍几款牛奶的抗癌食疗方。

香蕉牛奶

食材构成：香蕉1根，牛奶350毫升。烹调方法：取一根熟透的香蕉，切成小块后放入果汁杯中，倒入牛奶，拧紧盖子，将果汁杯放到主机上，按下开关10秒即可。食疗功效：防癌抗癌，营养滋补。

牛奶大枣汤

食材构成：牛奶500毫升，大枣25克，大米100克。烹调方法：大米淘洗干净后放入锅中和大枣一同熬煮成粥，之后倒入牛奶，烧沸即可。食疗功效：补气血、健脾胃，适用于过劳体虚、气血不足等症。

蜂蜜：缓解便秘又防癌

蜂蜜是糖的过饱和溶液，低温时会结晶，结晶的成分是葡萄糖，而没有结晶的部分主要是果糖。

蜂蜜中含有多种酶、矿物质，发生协同作用之后能提升人体免疫力。实验研究证实，用蜂蜜喂养小鼠一段时间之后能提高小鼠免疫功能。

蜂蜜是一种天然的滋养食品，有一定的抗氧化性，可以清除人体自由基、延缓衰老，还能润肠通便，帮助身体排出毒素，预防慢性病的发生。此外，食用蜂蜜还能消除疲劳，非常适合处在康复期的癌症患者平复心情，保持良好的心情。

蜂蜜中的咖啡酸苯乙酯有抗癌活性，可抑制癌细胞增殖，对癌细胞有一定的毒杀作用。咖啡酸苯乙酯可以有效防止结肠癌的发生，抑制癌细胞转移，增强抗癌药物的药性。

蜂蜜可以调节胃肠功能，让胃酸分泌正常，促进胃肠蠕动，缩短排便时间，能缓解慢性便秘，预防癌症、直肠癌等。

接下来为读者介绍几款蜂蜜食疗方。

蜂蜜雪梨

食材构成：雪梨2个，蜂蜜适量。

烹调方法：梨洗净后从3/4高度水平切下梨盖，用勺子挖掉梨核，每个梨中加入2勺蜂蜜，加入适量清水，注意不能漫出来；将梨盖好盖后放到蒸锅中蒸40分钟即可。

食疗功效：润肺化痰，防癌抗癌。

蜂蜜南瓜

食材构成：南瓜200克，蜂蜜适量。

烹调方法：南瓜去瓤后洗净，切块，摆在盘子上，放到蒸锅中蒸至熟，调入蜂蜜即可。

食疗功效：防癌，养胃，降糖，润肠通便。

绿茶：防癌抗癌防衰老

绿茶是中国的主要茶类之一，是未经发酵的茶，保留了茶叶的天然物质，富含茶多酚、儿茶素、叶绿素、咖啡因、氨基酸、维生素等营养成分。这些天然营养成分有防衰老、防癌、抗癌、杀菌、消炎等功效，

绿茶中的儿茶素是抗氧化成分，可以消除自由基，保护细胞膜，还可以活化体内的抗癌酶，干扰癌细胞生成。儿茶素还可以抑制人体的致病菌，调理肠胃。

绿茶所含的茶多酚能阻断亚硝酸胺等多种致癌物质在体内合成， 而且有

直接杀伤癌细胞、提高机体免疫力的作用。研究表明，绿茶里面的茶多酚对胃癌、肠癌等均有预防、辅助治疗的作用。

英国纽卡斯尔大学和苏格兰农作物研究所的研究人员发现，绿茶被人体消化之后所含的化合物茶多酚会被分解生成一种新的混合化合物，可以有效保护细胞免受毒素破坏，进而降低阿尔茨海默病的发生率，还可延缓肿瘤细胞生长。

接下来为读者介绍几款绿茶食疗方。

山楂决明子茶

食材构成：山楂15克，决明子10克，绿茶2克，冰糖适量。

烹调方法：将山楂和决明子洗净后沥干水分，一同放入锅中，开大火煮沸，之后转成小火继续煮10分钟，放入绿茶继续煮5分钟左右，过滤留汁

饮用即可。食疗功效：降脂，开胃，防癌抗癌，润肠通便。

绿茶柚子酸奶

食材构成：益生菌酸奶200毫升，苹果1个，绿茶粉3克，蜂蜜适量。

烹调方法：柚子取肉撕碎；苹果洗净后去皮切块；将柚子和苹果放入搅拌机中，倒入酸奶，倒入茶多酚，搅打成汁，最后调入蜂蜜即可。

食疗功效：防癌抗癌，润肠通便。

芥末：解毒清血防癌症

芥末的味道独特，有催泪性的强烈刺激辣味，是深受大众欢迎的调味料。芥末有黄芥末和绿芥末之分，黄芥末是芥菜种子研磨而成的，绿芥末是用山葵制成的。日本人喜欢吃的生鱼片就是蘸着芥末吃的。芥末的辛辣味道可以刺激味蕾、提升食欲，还能杀菌、解毒，胃口差、食欲下降的癌症患者适当吃些芥

末可提升食欲，但是一次不能吃太多。

美国伊利诺伊大学研究发现，用西兰花蘸芥末或辣根食用，可以提升其防癌作用。究其原因，就是因为芥末里面有一种“芥子酶”成分，是形成西兰花防癌成分萝卜硫素的必需酶。营养学教授伊丽莎白·杰弗里教授指出，虽然微生物可以在结肠释放萝卜硫素，不过结肠的吸收较慢，加芥末的西兰花可以让萝卜硫素在上消化道中被充分吸收，所以抗癌作用会提升。

芥末的辛辣味的主要成分是异硫氰酸盐，可预防癌症，防止血管凝块，治疗气喘，还能发汗、利尿、解毒、清血等，能提升食欲、促进血液循环。

接下来为读者介绍几款芥末食疗方。

芥末芦笋

食材构成：芦笋10根，盐、白胡椒、芥末油各适量。

烹调方法：将芦笋去掉老的根部后切成片，放到沸水中焯一下，捞出，沥干水分，放入干净的容器中，调入盐、白胡椒、几滴芥末油，搅拌均匀即可。

食疗功效：防癌抗癌，健脑，利尿。

芥末木耳

食材构成：黑木耳、食盐、味精、香油、芥末各适量。

烹调方法：将黑木耳放到温水中发开，择洗干净之后放到开水里焯熟，晾凉或放到凉开水中过凉，沥干水分，放到干净的容器中，调入适量盐、味精、香油、芥末，搅拌均匀即可。

食疗功效：排毒，补血，润肺，降压，抗癌。

小米：防止癌细胞转移

小米是谷子去皮后的结果，富含蛋白质、脂肪、维生素，不仅能供食用，入药还能清热、滋阴、补脾肾和肠胃、利小便、治水泻等。

小米是健康食品，可以单独熬食，也可以添加大枣、红豆、莲子、百合等熬成风味各异的营养品，将小米研磨成粉制成糕点，味道香美。在过去，中国北方的女性生育之后都会用小米和红糖来调养身体，小米粥甚至被誉为“代参汤”。既然小米有这么多的营养保健作用，那么它能不能对抗癌症呢？

小米中富含硒元素，有防止癌细胞转移的作用，能预防癌症的发生。小米之中还含有多种人体必需的氨基酸，能促进褪黑素的分泌、转化，调节人的睡眠、免疫功能，利于情绪的稳定。小米中锌元素的含量丰富，人体缺锌会增加癌症的发生率，白血病、乳腺癌患者血液里面的锌含量一般比较低。

小米中所含的锰元素是维护性腺健康的微量元素，可以有效预防前列腺癌、子宫癌、宫颈癌、乳腺癌等。小米中的维生素B_1有解毒作用，可以有效避免癌细胞的形成，还能防止消化不良。

接下来为读者推荐几款小米食疗方。

二米丸

食材构成：小米15克，大米50～100克。

烹调方法：将小米和大米淘洗干净后放入锅中，倒入适量清水熬粥，空腹服食。食疗功效：补血养心，适合脾胃虚弱、身体消瘦者服食。

花生猪蹄小米粥

食材构成：猪蹄2个，花生、香菇各20克，小米60克。

烹调方法：猪蹄洗净后切成块，放入锅中，倒入适量清水，熬煮至猪蹄软烂，过滤取汁；花生、香菇、小米洗净之后，香菇切块，小米放到清水中浸泡4小时；将锅置于火上，放入小米、花生、猪蹄汁，开大火烧沸之后转成小火继续熬煮至粥熟，放入香菇，继续煮一会儿即可。

食疗功效：润肺、防癌、养心、和胃。

紫米：抑制癌细胞生长

紫米和普通的大米相比，外层有一薄层紫色物质，用其煮饭香且糯，是民间的常用补品，被称为“紫糯米”“药谷”。用紫米熬成的粥油亮、软糯适口、营养丰富，有非常好的滋补之功，被称作“补血米”“长寿米”。

紫米之中富含脂溶性维生素，能抵抗有强氧化作用的致癌物的产生，抑制癌细胞生长。紫米含花青素，有抗氧化之功，可以保护细胞正常生长，不给癌细胞发展的机会。

紫米的维生素E含量丰富，能抵抗有强氧化作用的致癌物的产生，改善新陈代谢，预防血管硬化，降低心血管疾病的发生概率，避免心血管癌变。紫米的硒元素含量丰富，是一种优质的抗氧化物，可以防止不饱和脂肪酸氧化，防止细胞受损害，有防癌抗癌之功。紫米丰富的类黄酮化合物有良好的抗氧化性，可以消除自由基，提高人体血色素和血红蛋白含量，利于心血管的保健，还能防癌。

接下来为读者推荐几款紫米食疗方。

荷叶什锦紫米粥

食材构成：干荷叶、红豆、绿豆各10克，白米、紫米各50克，薏米、莲子各20克，红枣8个。

烹调方法：将紫米、薏米、莲子、红豆、绿豆放到清水中浸泡8小时，干枣浸泡5分钟，莲子浸泡10分钟，干荷叶浸泡5分钟，将上述食材一同放到锅中，倒入适量清水熬煮至熟烂即可。

食疗功效：清热利湿，和中健脾，补气益血，防癌抗癌。

黑豆紫米粥

食材构成：黑豆50克，紫米70克，白糖适量。

烹调方法：取黑豆和紫米分别洗净，紫米放到清水中浸泡2小时，黑豆放到清水中浸泡6小时；将锅置于火上，放入紫米、黑豆，倒入适量清水，开大火烧沸之后转成小火继续熬煮，小火熬煮1小时之后调入白糖，搅拌均匀即可。

食疗功效：防癌抗癌，养肾护肾。

薏米：抑制癌细胞增殖

薏苡仁又叫“薏米”“苡仁”“六谷子”，性凉，味甘、淡，入脾、肺、肾经，有利水、健脾、除痹、清热排脓等功效。薏米的营养价值很高，有“世界禾本科植物之王”之称，欧洲称其为“生命健康之禾”。日本最近又将其列入防癌食品，所以身价翻倍。薏米易被消化吸收，所以不管是用来滋补身体还是治病，作用都是比较缓和的。

薏米里面的薏苡仁脂、薏苡仁内脂、亚油酸是有效的抗癌成分，可以抑制癌细胞增殖，减轻肿瘤患者放、化疗后的副作用，能辅助治疗肺癌、胃癌和子宫癌。

薏米的薏苡仁醇提取物在动物实验中有抗癌作用，给艾氏腹水癌小鼠每天腹腔给药10.3毫克，连续1个星期，能明显延长小鼠的生存期；如果皮下注射24小时内小鼠腹水变透明，肿瘤细胞几乎完全消失。

薏米的薏苡仁丙酮提取物能抑制癌细胞的生长、扩散。临床上应用薏苡仁配制的煎剂，可以观察到延长晚期癌症患者的寿命。接下来为读者推荐几款薏米食疗方。

土茯苓薏米红萝卜汤

食材构成：土茯苓、生薏米各80克，红萝卜500克，冰糖适量。

烹调方法：土茯苓用清水浸透，洗净；生薏米用清水浸透后洗净；红萝卜去皮后洗净，切块；将上述材料放到瓦煲中，倒入适量清水，先开大火煲至水沸，之后转成中火，继续煲2小时左右，调入适量冰糖，等到冰糖完全溶化即可。

食疗功效：清热解毒，滋阴润燥，利尿去湿。

西兰花芝麻薏米汁

食材构成：西兰花100克，芝麻20克，薏米50克。

烹调方法：将薏米淘洗干净后放到清水中浸泡3小时；西兰花掰成小朵之后放到沸水锅中焯一下；薏米、芝麻、西兰花放到豆浆机内，倒入适量清水，按“五谷”键加工，过滤即可饮用。

食疗功效：西兰花芝麻薏米汁中富含维生素、膳食纤维，能增强机体免疫力。

玉米：排出体内致癌物

玉米又叫“棒子”“包谷”“苞米”“玉茭”等，全世界热带和温带地区广泛种植玉米，可以直接煮食，也可以碾成粉做窝头等食用，味道香甜。

玉米里面的叶黄素、玉米黄质能预防老年黄褐斑病变，玉米的叶黄素可以预防大肠癌、皮肤癌、子宫癌、肺癌等，玉米黄质能预防皮肤癌、肺癌。玉米不仅富含维生素，而且胡萝卜素的含量是大豆的5倍多，益于抑制致癌物。玉米中的卵磷脂能促进脑部功能、降低血脂和胆固醇，不饱和脂肪酸能降血脂、保护心血管机能。

玉米里面所含的谷胱甘肽能让致癌物失去活性，并通过消化道排出体外。它还是一种强抗氧化剂，能让加速老化的自由基失去作用，为人体最有效的抗癌物质。玉米里面丰富的赖氨酸不但能抑制、减轻药物毒性，还能抑制癌细胞生长。玉米麸质之中丰富的膳食纤维可以刺激肠壁蠕动，加速粪便排泄，让粪便里面的致癌物和其他有毒物质及时排出体外，降低大肠癌的发生率。

玉米中丰富的镁元素能抑制癌细胞的形成、发展，玉米中丰富的硒元素的抗氧化能力是维生素E的500倍，可以组织致癌物质在身体内“流窜”，让致癌物失去毒性，同时促进其排出体外。

接下来为读者推荐几款玉米的食疗方。

玉米排骨汤

食材构成：排骨500克，玉米2个，胡萝卜半根，姜、食醋适量，精盐少许。

烹调方法：将排骨斩成小段，放到开水中焯一下，煮出血污浮沫，倒掉水；捞出焯过的排骨，用适量精盐腌制；胡萝卜洗净后切小块，生姜去皮后切片，甜玉米去丝切成小圆段；锅中倒入适量清水，之后倒入排骨和切好的姜片，开大火煮沸，之后转成小火继续煮20~30分钟，放入胡萝卜块、甜玉米段，调入少许食醋，开大火烧沸后转呈小火继续烧半小时左右，调入少许精盐，继续煮3分钟即可。

食疗功效：滋阴润燥，益精补血，抗癌。

什锦玉米

食材构成：鲜玉米、青豆各50克，松子仁、鲜蘑菇、胡萝卜各25克，植物油15克，盐、玉米淀粉、大葱各3克，味精1克，姜2克。

烹调方法：将蘑菇、胡萝卜洗净后切成小丁，和青豆一同放入沸水锅中焯片刻，捞出控水；松仁放到热油中炸至变色，捞出控油；葱姜洗净后切丝；淀粉放到碗中，倒入适量清水调成湿淀粉；将炒锅置于火上，倒入适量植物油烧热，放入葱姜丝炝锅，倒入玉米粒、青豆、蘑菇丁、胡萝卜丁、松仁，调入精盐炒匀，用水淀粉勾薄芡，撒入味精即可。

食疗功效：健脾开胃，防癌抗癌。

红薯：减少致癌物生成

红薯又叫“地瓜”“番薯”等，平均每500克红薯能产生2660千焦热能。在过去经济不发达、食物短缺之时，红薯也是日常的主食之一，甚至有很多地区用红薯和玉米来代替面粉和大米。

红薯中富含赖氨酸，大米、面粉之中缺乏赖氨酸，赖氨酸能阻碍癌细胞摄取营养，进而抑制癌细胞繁殖。

从中医的角度来说，红薯有清肠胃、排毒之功。从现代营养学的角度上说，红薯里面富含膳食纤维，可以促进胃肠蠕动，预防便秘，还能减少粪便在肠道里面停留的时间，减少致癌物质和肠黏膜接触，利于肠道毒素排出，减少致癌物生成。

1982年，美国生物学家发现，红薯里面含一种叫“去氢表雄酮”的活性物质，是一种和哺乳动物体内肾上腺分泌的激素类似的胆固醇，给接种癌细胞的小白鼠注射之后可以阻止小白鼠患结肠癌和乳腺癌，能延长小白鼠寿命。

日本国立癌症预防研究所对40多种蔬菜的抗癌成分进行分析和试验性抑癌试验表明，对肿瘤有显著抑制作用的蔬菜里面，生、熟红薯分别是“冠亚军”。而且还发现，浓缩四倍的红薯汁对癌细胞增殖的抑制作用比普通红薯汁强1/5，还提炼了红薯制作淀粉后的残渣里面所含的抑制癌细胞增殖的物质，日常食用的红薯里面也含这种抑癌物质。

红薯的吃法很多，也非常香甜美味，但是红薯里面含有一种“气化酶”。

所以，过量摄入红薯之后会出现胃灼热、泛酸、腹胀、排气不畅等，每星期吃3～4次就可以了，每次吃1个。

接下来为读者推荐几款红薯食疗方。

养生三宝粥

食材构成：红薯150克，燕麦、小米、大米各20克。

烹调方法：将燕麦、大米、小米淘洗干净；红薯洗净后切成均匀块状；将所有材料放到炖锅中，开小火炖煮至熟即可。

食疗功效：补中益气、健脾和胃、补益肾精、益寿延年。

红薯绿豆汤

食材构成：红薯1个，绿豆50克，白糖适量。

烹调方法：红豆和绿豆淘洗干净；红薯洗净后去皮切丁；将绿豆放到电压力锅内，倒入适量清水，盖好盖开始熬煮，绿豆煮好后放入红薯丁一同熬煮至熟，调入少许白糖即可。

食疗功效：健脾养胃，生津，抗肿瘤。

燕麦：有效预防大肠癌

燕麦是一种低糖、高营养、高能食品，性味甘平，可益脾养心、敛汗。营养价值非常高。1997年美国FDA认定燕麦是功能性食物，有降低胆固醇、平稳血糖之功。美国《时代》杂志评选的“全球十大健康食物”中燕麦居第五位，是唯一上榜的谷类，由此可见燕麦的营养保健功效是非同一般的。

燕麦中富含膳食纤维，能促进肠道蠕动，缓解便秘，促进新陈代谢，预防肥胖可能导致的癌症的发生。燕麦里面的膳食纤维还能预防乳腺癌，研究表明，每天早餐适当吃些燕麦片能预防乳腺癌的发生。

燕麦里面含木质素，可以清理血液中的杂物，能清除血管自由基，降低胆固醇。木质素可以直接杀死癌细胞，抑制癌细胞生长，同时缩短食物在肠道之中停留的时间，预防大肠癌。燕麦里面丰富的膳食纤维可以降低血管里面的胆固醇含量，预防心血管疾病。膳食纤维还可促进排便，减少大肠癌的发生概率。燕麦里面所含的多酚能防止细胞受到氧化，预防癌症。

接下来为读者介绍几款燕麦食疗方。

苹果燕麦粥

食材构成：燕麦100克，苹果1个。

烹调方法：苹果洗净后去核切块；将燕麦倒入锅中，倒入适量清水，开大火烧沸，撇去上面的浮沫，之后放入苹果，转成小火，盖盖煮半小时左右即可。

食疗功效：健脾开胃，促进消化，防癌抗癌。

蘑菇菜丝燕麦粥

食材构成：燕麦片70克，蘑菇100克，油菜150克，食盐、蒜、鸡汤、植物油各适量。

烹调方法：将蒜瓣拍碎；锅内倒入少量植物油，油热后放入蒜粒爆香；将洗净、沥干水分的蘑菇倒入锅中翻炒，煸炒出水；将油菜切丝后倒入锅内，翻炒至软，倒入水和鸡汤烧沸；将燕麦片倒入锅中继续煮1分钟左右，调入少许盐即可。

食疗功效：开胃降糖，安神补钙，防癌，活血。

芋头：提升免疫抑癌症

芋头又叫“芋”“芋艿”，通常食用的是小芋头，口感细软，绵甜香糯，容易消化，而且不会引起中毒，是非常好的碱性食物，可以蒸食或煮食，不过一定要彻底蒸熟或煮食。

芋头性平，味甘、辛，有小毒。可益脾胃，调中气，化痰散结。能治疗少食乏力、痕疬结核、久痢便血、痈毒等症。《随息居饮食谱》上有记载：“生嚼治绞肠痧，捣涂痈疡初起，丸服散瘰疬。”芋头里面所含的矿物质氟有洁齿防龋、保护牙齿之功。

研究表明，芋头中含一种黏液蛋白，被人体吸收之后，可以产生免疫球蛋白，能提高机体免疫力，还能抑癌，能用来防治肿瘤和淋巴结核等病症。

芋头最常见的食用方法就是蒸熟之后蘸白糖来吃，也可以制成芋头粥或是同鲫鱼一起炖煮等。不过芋头虽好，但是一次不能多食，否则易滞气，生食有微毒。

接下来为读者推荐几款芋头食疗方。

荔浦芋头

食材构成：芋头、腊肉、食盐、耗油、植物油、香油、鸡精各适量。

烹调方法：将芋头洗净后切成块，调入盐、鸡精、香油，搅拌均匀；腊肉切成丁；将拌好的芋头放到器皿内，撒上腊肉，放到蒸笼上蒸8～10分钟；将锅置于火上，倒入植物油，油烧至九成热时，把热好的油倒在蒸好的芋头上即可。

食疗功效：防癌，强身健体。

椰汁香芋西米露

食材构成：西米适量，芋头1个，椰子汁200毫升，白糖适量。

烹调方法：将锅置于火上，倒入适量清水，烧沸，放入西米，开中火，边煮边搅拌，大概15分钟左右至西米半透明，关火，焖10分钟至完全透明，放到冷水中过凉，将黏液冲洗干净备用；香芋去皮后切小块，放到蒸锅中蒸至香芋变得粉糯，备用；将椰汁倒入锅中，倒入适量清水稀释，调入白糖，煮沸，倒入香芋、西米搅拌均匀。

食疗功效：防癌抗癌，强身健体。

荞麦：消炎粮食亦抗癌

荞麦味甘性凉，有开胃宽肠、下气消积之功，能治疗绞肠痧、肠胃积滞、慢性泄泻等征。荞麦口感好，耐咀嚼，不容易消化，经常被制成面条、凉粉、烙饼、蒸饺、荞麦米饭等。太平洋的岛国斐济是迄今为止发现的世界上唯一的无癌国，该国被称为“长寿国”。经过研究发现，斐济人之所以不会患癌症，和他们的独特的饮食习惯有着密切关系：他们喜欢吃荞麦、杏仁、杏干。荞麦里面B族维生素、硒元素含量丰富，都有一定的抗癌作用。此外，荞麦中还含有丰富的荞麦碱、芦丁、烟酸、亚油酸、膳食纤维等，这些都是精米精面不具备的营养物质。所以，荞麦对癌症、高血压、高血脂、高血糖等都有积极的防治作用。

荞麦的黄酮成分有抗炎、消炎、止咳、平喘、祛痰等作用，所以荞麦又被誉为“消炎粮食”。

荞麦米的口感比较粗糙，不宜单独食用，可以和大米搭配，以缓解其粗糙的口感。而且荞麦的赖氨酸含量较低，大米中的赖氨酸含量较高，两者搭配能营养互补。此外，荞麦一次不能吃得太多，否则易导致消化不良。

接下来为读者推荐几款荞麦的食疗方。

荞麦饭

食材构成：大米100克，荞麦50克。

烹调方法：先将荞麦放到清水中浸泡10分钟左右；大米淘洗干净；将大米和荞麦一同放到电饭锅中，倒入适量清水开始蒸米饭。

食疗功效：防癌抗癌，排毒，软化血管，强身健体。

黑豆荞麦黑米浆

食材构成：荞麦15克，黑米20克，芝麻5克，白糖适量。

烹调方法：黑豆、荞麦、黑米、黑芝麻分别洗净；豆浆机中倒入适量清水，之后放入黑豆，放入荞麦、黑米、黑芝麻，按下“干豆”键即可。

食疗功效：降脂，降糖，排毒，养心，防癌抗癌，润肺。

芝麻：有效治疗皮肤癌

芝麻是中国的主要油料作物， 有较高的营养价值， 其种子含油量高达55%，中国自古以来就有用芝麻和芝麻油制作的美食。

芝麻有很强的抗氧化作用，能消除人体的自由基，达到防癌抗癌的目的。芝麻里面的亚油酸可以降低胆固醇，预防动脉硬化，降低慢性病的发生概率。

芝麻里面所含的芝麻素可以提升机体免疫力，强化淋巴系统，提升细胞活力，防止癌变。芝麻素对细菌、病毒都有抵抗作用，可以抑制癌细胞生长，进而预防癌症。芝麻里面所含的木酚素类物质有非常强的抗氧化能力，能防止自由破坏正常细胞，预防癌症。芝麻里丰富的油脂可以减少致癌毒素对肠道的损伤，预防癌症。

芝麻中丰富的硒元素能有效降低乳腺癌和大肠癌的发生率，芝麻中丰富的胡萝卜素、维生素E有很强的抗氧化性，尤其是当硒元素和维生素E结合的时候，抗氧化作用会大大提高。

黑芝麻含有的花色甙不仅有抗氧化作用，还能提高机体免疫力、抑制癌细胞增殖。实验研究表明，黑芝麻的细胞培养液可以抑制皮肤癌和乳腺癌的发生。虽然芝麻有黑、白、棕、金之分，但是花色甙成分只存在于黑芝麻当中。

黑芝麻的外壳有一层纤维素物质，不能被肠胃消化，如果直接将芝麻吞入腹中，对身体的营养保健之功不大。所以，吃的时候一定要将芝麻放到锅内炒一下，等到芝麻外壳破裂之后就容易被消化了，研细后消化利用率更高。

接下来为读者推荐几款芝麻的食疗方。

黑芝麻核桃粥

食材构成：大米、核桃仁、黑芝麻各30克，糯米20克，冰糖适量。

烹调方法：大米、糯米一同放到清水中浸泡10分钟；锅内倒入适量清水烧沸，放入大米、糯米，开大火煮沸后盖盖，转成小火炖煮；核桃、芝麻炒香，之后用蒜臼捣碎；米粥熬煮至黏稠，调入冰糖，煮至冰糖融化，之后放入黑芝麻、核桃仁，搅拌均匀，继续煮2分钟关火。

食疗功效：补气养血，补肝肾，润燥化痰，温肺润肠，散肿消毒，防癌抗癌。

黑芝麻糊

食材构成：黑芝麻、糯米粉、白糖各适量。

烹调方法：将黑芝麻洗净后沥干水分，放到烤箱中，150℃烘烤10分钟左右，烤熟后放到食品搅拌机里面打成粉末，放到储存罐里面密封保存；糯米粉放到锅中用小火炒至颜色变黄，备用；把炒制好的黑芝麻粉、糯米粉、糖以2：1：1的比例放到干净的容器中，用沸水冲调即可。

食疗功效：温暖身体，乌黑头发。

海带：促使癌细胞凋亡

海带是一种生长在海水中的大型海生褐藻植物，属于海藻类食物，富含碘元素。烹调方法多样，包括拌、烧、炖、焖等，是常见的餐桌美食。

海带中富含多种多糖类化合物，包括褐藻藻酸双酯钠在内的褐藻胶、岩藻多糖等，可以提升机体免疫力、活化巨噬细胞、抑制癌细胞增殖，而且还能降血压、血脂和胆固醇，进而预防慢性病和癌症的发生。

海带中的褐藻藻酸双酯钠能通过激活巨噬细胞产生细胞毒素，抑制肿瘤细胞增殖，进而杀死肿瘤细胞，直接抑制肿瘤细胞生长。

海带里面的岩藻多糖有双向调节免疫力之功，岩藻多糖中有一种叫U–岩藻多糖的物质，能利用癌细胞自身的DNA切断酶把DNA切段，导致癌细胞自身凋亡，进而防癌抗癌。

海带中丰富的硒元素能清除人体自由基，进而延缓衰老、防癌抗癌。海带中丰富的膳食纤维能润肠通便，降低癌症的发生率。

接下来为读者推荐几款海带食疗方。

海带萝卜汤

食材构成：海带30克，白萝卜250克，盐、味精、花椒油、蒜末各适量。

烹调方法：先将海带放到冷水中浸泡12小时，浸泡过程中可换水数次，洗净之后剖条，将其切成菱形备用；白萝卜放到冷水中浸泡一会儿，反复洗净外皮，连皮、根须切成细条状，和海带一起放到砂锅中，倒入足量清水，开大火烧沸之后转成小火煨煮，至萝卜酥烂，调入盐、味精、蒜末，搅拌均匀，淋入花椒油即可。

食疗功效：防癌抗癌，治疗各阶段乳腺癌。

排骨海带汤

食材构成：猪大排、海带、食盐、鸡粉适量。

烹调方法：猪大排斩块后放入锅中焯水（冷水下锅）1分钟，捞出，沥干水分；海带发好洗净，切菱形片；砂锅中倒入3/4水位的清汤，依次放入海带猪大排，开小火煮1小时，调入盐、鸡粉即可。

食疗功效：防癌，润肺，养肾，御寒。

芹菜：有效防止结肠癌

芹菜有水芹、旱芹、西芹三种，功能相近，药用最宜选择旱芹。芹菜的叶和柄可以食用，柄、根、花都能药用。芹菜叶含挥发性甘露醇，有独特的芳香气味，可以提升食欲。

芹菜富含蛋白质、糖类、胡萝卜素、B族维生素、钙、磷、铁、钠等，而且有平肝清热、祛风利湿、除烦消肿、凉血止血、解毒宣肺、健胃利血、清肠利便、润肺止咳、降血压、健脑镇静等作用。经常吃芹菜，特别是芹菜叶，可以有效预防高血压、动脉硬化等症，而且可以辅助治疗这些病症。

芹菜营养丰富，蛋白质含量比普通果蔬高1倍，铁含量是番茄的20倍，而且富含胡萝卜素、多种维生素等，这些对人体健康大有益处。芹菜含有丰富的膳食纤维、木质素有抗氧化之功；高浓度时能抑制肠内细菌产生的致癌物质，还能加速胃肠道蠕动，减少致癌物质的吸收，进而防止结肠癌的出现。

芹菜除了能生吃，还能烹调成各种菜肴，深受大众欢迎，对多种疾病都有防治作用。接下来为读者推荐几款芹菜的食疗方。

黑木耳拌芹菜

食材构成：黑木耳80克，芹菜300克，芝麻油、盐、白糖、醋、白芝麻各适量。

烹调方法：黑木耳泡发之后放到清水中焯一下，之后用凉开水过凉，撕成小朵，放到盆中；芹菜择洗干净之后放到沸水中焯一下，再放到冷水中过凉，切成斜段，放到盆内；调入适量白糖、盐、香醋、芝麻油搅拌均匀，最后撒上一小撮白芝麻即可。

食疗功效：排毒，消脂，润肠，抗癌。

芹菜炒香干

食材构成：芹菜、香干、青椒各100克，猪五花肉、油、盐、红椒各适量。

烹调方法：将青椒和芹菜洗净后切成丁；香干切成丁；锅内放入五花肉炒至出油，之后放入芹菜和青椒，再放入香干继续翻炒，调入少许盐，放入红椒翻炒均匀即可。

食疗功效：减肥，排毒，降压，抗癌。

芥菜：提神醒脑防抗癌

芥菜是中国著名的特产蔬菜，《本草纲目》中说其“通肺豁痰，利膈开胃”。芥菜含维生素A、B族维生素、维生素C、维生素D等营养元素。芥菜含大量的抗坏血酸，是活性很强的还原物质，参与机体中的氧化还原过程，可以提升大脑中的氧含量、激发大脑利用氧的过程，可以提神醒脑、解除疲劳。

芥菜中富含维生素、矿物质、类胡萝卜素、吲哚类物质，可以抑制多种致癌因子。芥菜中的吲哚类物质可以促进雄性激素和雌性激素的正常代谢，抑制癌细胞分裂，能预防乳腺癌、宫颈癌、前列腺癌；芥菜丰富的叶酸可以帮助红细胞生成，提升血液里面甲硫氨酸的含量，有防癌的作用。

芥菜中丰富的膳食纤维能促进肠道蠕动，缩短粪便在肠道之中停留的时间，降低致癌因子的浓度，进而防癌抗癌。

芥菜籽就和其他甘蓝属青菜一样，含异硫氰酸酯，可防治癌性肿瘤生长。2010年刊载在《癌变》上的研究显示，当异硫氰酸酯以某种特别的方式被传送时，在膀胱具有抑制肿瘤生长的能力。

接下来为读者推荐几款芥菜的食疗方。

香菇芥菜汤

食材构成：芥菜250克，香菇10朵，干贝5粒，盐、油各适量。

烹调方法：芥菜洗净后切段；香菇洗净后放到清水中浸泡；干贝5粒泡水；锅中倒入适量清水烧沸，滴入几滴油，放入芥菜，变绿后立即捞出过凉；香菇切片；将锅置于火上，锅热后，放入少量油，放入香菇煎香，倒入泡香菇的水，之后放入香菇和干贝，大火烧沸后转成小火继续煮15分钟；之后转大火，倒入芥菜，调入盐，继续煮一会儿即可。

食疗功效：防癌抗癌，降血压，降血脂。

芥菜瘦肉汤

食材构成：芥菜250克，瘦肉200克，姜丝、盐、生粉、油、花生油各适量。

烹调方法：瘦肉洗净后切丝，放入适量盐腌制2～3小时；芥菜洗净后切碎；将锅置于火上，倒入适量清水烧开，加入适量油，放入芥菜氽水，2分钟后捞出，沥干水分；腌制好的瘦肉丝调入花生油、生粉、姜丝，搅拌均匀，倒入粥中，之后放入芥菜，煮至熟即可。

食疗功效：防癌抗癌，补益身体，降压降脂。

菠菜：抑制肺癌的发生

菠菜又叫“波斯菜”“赤根菜”“鹦鹉菜”等，是常见的餐桌蔬菜，有“营养模范生”之称，富含类胡萝卜素、维生素C、维生素K、矿物质、辅酶Q10等多种营养素。

菠菜中含多种抗氧化物质，利于预防由于自由基损伤细胞而导致的癌症。每天适量吃些菠菜，可有效降低肺癌的发生率。

菠菜中富含β-胡萝卜素，能在身体中转化成维生素A，防止在体内器官氧化，进而预防乳腺癌、大肠癌、前列腺癌。菠菜丰富的叶酸可以促进红细胞再生，对处在治疗后康复期的患者来说能改善贫血。叶酸还利于大脑神经发育，进而抑制肺癌的发生。

有人对包括菠菜在内的50种蔬菜提取的水溶性高分子成分对白血病细胞的作用进行观察，结果发现，最能帮助白血病细胞分化的就是菠菜里面的成分。通过进一步研究还发现，菠菜里面含鼠李糖、半乳糖、阿拉伯糖等多糖体和2%的蛋白质，这些成分共同作用可以对抗人体中的胃癌细胞和肺癌细胞。用菠菜中提取的叶酸做动物实验，结果发现能抑制小白鼠胃癌。用菠菜提取出的叶酸和维生素B_{12}合并之后让肺癌患者服下，结果发现能抑制肺癌组织增长。由此可见，菠菜的确有一定的防癌抗癌之功。

接下来为读者推荐几款菠菜的食疗方。

冬菇菠菜汤

食材构成：香菇50克，菠菜500克，食盐、姜、高汤、白砂糖、植物油各适量。烹调方法：冬菇浸软后剪去冬菇脚，之后将冬菇切成片；菠菜洗净后切段；将锅置于火上，倒入适量植物油，放入姜片爆香，之后放入冬菇、上汤煲沸，之后转成小火继续煮15分钟，放入菠菜煮至熟，调入盐、糖即可。

食疗功效：抗衰老，防癌抗癌，降胆固醇，强身健体。

番茄鸡蛋菠菜汤

食材构成：西红柿1个，鸡蛋1个，菠菜100克，色拉油、食盐各适量，小葱1根。

烹调方法：菠菜择洗干净后放到沸水锅中焯一下；番茄洗净后切成小块；葱洗净后切末；鸡蛋打散；将锅置于火上，倒入适量色拉油，放入番茄块、葱末，开中火炒至番茄变软、出汁，倒入适量开水煮2~3分钟，放入鸡蛋液，一边倒一边用筷子搅拌让蛋液散开，立即放入菠菜、盐，略煮1分钟即可。

食疗功效：抗衰老，美容祛斑，软化血管，润肠，防癌抗癌，消食。

白菜：阻断致癌物生成

白菜是十字花科芸薹属叶用蔬菜，一般指大白菜，也包括小白菜和由甘蓝栽培变种结球甘蓝，也就是圆白菜或洋白菜。

大白菜又叫“球白菜”“黄芽菜”“菘”等，是我国最具代表性和创造性的特产蔬菜之一。大白菜的营养价值非常高，富含蛋白质、维生素、矿物质等营养素。比如，白菜里面钙含量比番茄和黄瓜都高很多，维生素C的含量也比黄瓜和番茄高很多。

美国一家专门从事癌症研究的权威机构研究显示，大白菜有防癌抗癌之功。大白菜的热量比较低，富含膳食纤维，利于肠道蠕动和废物排出，能预防癌症、糖尿病、肥胖症。实验表明，大白菜里面含一种叫“吲哚-3-甲醛”的化合物，其含量大概占大白菜重量的0.01%，可以促进人体产生重要的酶，这种酶可以抑制癌细胞的生长、分裂。白菜中的维生素C有很强的抗氧化性，能阻止致癌物质的生成和癌细胞增殖。大白菜中的微量元素钼可以阻断亚硝胺等致癌物质在体内的生成，同时防止癌症的出现。

接下来为读者推荐几款白菜的食疗方。

白菜猪肝汤

食材构成：猪肝、白菜各150克，花生油10克，盐、大葱、姜各3克。

烹调方法：将猪肝洗净后切成薄片；葱洗净后切成段；姜洗净后切成片；大白菜叶洗净后切成片；锅内倒入少量花生油，油热后放入姜，葱略爆，之后倒入清水2碗，烧沸后放入猪肝，略汆即熟，先捞出放到碗中；原来的汤加白菜叶、适量盐继续煮，菜熟后连菜带汤盛入猪肝碗中即可。

食疗功效：补肝利胆，通肠益胃，能辅助治疗肝癌。

小白菜炖豆腐

食材构成：北豆腐1块，小白菜200克，西红柿50克，盐、姜、植物油各适量。

烹调方法：将西红柿和小白菜分别清洗干净；豆腐切成块状，西红柿切成小块，小白菜切碎；将锅置于火上，倒入适量植物油，油热后放入姜末，放入西红柿炒化，之后倒入切块的豆腐翻炒片刻，倒入适量清水煮10分钟；将小白菜放进去煮沸，调入少量盐调味即可。

食疗功效：防癌抗衰，软化血管，润肺，消食，增强机体抗病能力。

芦笋：防治胃癌有良效

芦笋又叫“石刁柏”“龙须菜”，是常见的餐桌菜肴，被誉为“蔬菜之王”。芦笋原产于欧洲，现在世界各地都能见到。芦笋中富含氨基酸、蛋白质、维生素，尤其是芦笋中的天冬酰胺和微量元素硒、钼、铬、锰等，可以调节机体代谢，提升自身免疫功能，而且能防治高血压、心脏病、白血病、血癌、水肿、膀胱炎等。此外，芦笋有抗癌之功，有很强的抑制之功和药理效应，长期吃芦笋对脾胃有益。

营养学家和素食界人士都认为芦笋是健康食品和全面抗癌食品，芦笋能有效治疗淋巴结癌、膀胱癌、肺癌、肾结石、皮肤癌等，对其他癌症、白血症等均有良效。国际癌症病友协会研究认为，芦笋能让细胞生长正常化，可以防止癌细胞扩散。

芦笋中的硒元素能阻止癌细胞的分裂和生长，抑制致癌物的活力，还能加速解毒，甚至可以让癌细胞逆转，刺激机体免疫功能，促进抗体形成，提升机体对癌的抵抗力；芦笋中还含有叶酸、核酸，能强化这种作用，有效控制癌细胞生长。芦笋提取物对抗小白鼠移植瘤的实验表明，有显著的抑制作用。芦笋的食用方法很多，如清炒、凉拌、熬粥等。

下面为大家介绍两款芦笋的抗癌食谱。

芦笋熬粥

食材构成：芦笋50克，红枣10枚，粳米100克。

烹调方法：芦笋洗净后切碎，红枣洗净备用，粳米淘洗干净，三者一同放入锅中，熬煮成稠粥，分成2次温服。

食疗功效：健脾和胃，防癌抗癌。适用于各种癌症的辅助治疗，特别是对乳腺癌、消化道癌的辅助治疗。

清炒芦笋

食材构成：芦笋150克，大蒜、高汤、植物油、食盐各适量。

烹调方法：芦笋洗净之后切成斜段；大蒜剁成末；将锅置于火上，油温六成热的时候，放入蒜爆香，倒入芦笋煸炒，淋入高汤，撒入适量盐，煮一会儿即可。

食疗功效：清热解毒，生津利水，防癌抗癌。

洋葱：降低致癌物毒性

洋葱又叫“球葱”“圆葱”“玉葱”“葱头”“荷兰葱”“皮牙子”等，是百合科、葱属两年生草本植物。洋葱是中国所产的蔬菜，深受欧洲人喜爱，被誉为“蔬菜皇后”，营养价值非常高。

洋葱中富含硒元素和槲皮素。硒元素是一种抗氧化剂，可以刺激人体免疫反应，进而抑制癌细胞的分裂、生长，还能降低致癌物毒性。槲皮素能抑制致癌细胞活性及癌细胞生长。有调查结果显示，经常吃洋葱的人比不吃者患胃癌的概率低25%，因胃癌致死者少30%。多吃洋葱能预防乳腺癌、结肠癌、前列腺癌、胃癌等，而且能推迟人体细胞的衰老、坏死，延年益寿。美国研究人员发现，洋葱提取液可以抑制肝癌细胞生长。

不过洋葱虽好，但是要注意其性味辛辣，容易耗气伤津、燥火生湿，所以痰湿火旺的人不宜过量食用。吃洋葱的时候不宜煮得太烂，稍微带点辛辣味抗癌效果更佳。

接下来为读者推荐几款洋葱的食疗方。

西红柿炒洋葱

食材构成：西红柿1个，洋葱1个，杭椒1个，牛肉50克，酱油、料酒、淀粉、植物油各适量。

烹调方法：将西红柿、洋葱、杭椒洗净，牛肉洗净后切成薄片，放到干净的碗内，调入淀粉、料酒、酱油腌10分钟；将锅置于火上，倒入植物油，油热后，先放入牛肉炒至变色，之后放入西红柿、洋葱，最后放入杭椒，翻炒至熟即可。

食疗功效：防癌抗癌，强身健体，祛斑抗衰。

洋葱拌木耳

食材构成：黑木耳50克，洋葱1个，香菜1小把，食盐、生抽、香油、陈醋、白糖各适量。

烹调方法：黑木耳放到清水中泡发，洗净，撕成小朵，放到开水中焯一下，之后放到冷水中过凉，沥干水分；洋葱洗净后切片，香菜洗净后切段；将上述原料混合，添加盐、生抽、糖、陈醋、香油，搅拌均匀即可。

食疗功效：防癌抗癌，降压降脂，养心养肝。

茄子：防癌抗癌抗氧化

茄子又叫“茄”“矮瓜”“吊菜子”“落苏”“紫茄”“白茄”等，属于茄科植物，是居民的常食菜肴。茄子的外形似果，肉质鲜嫩，风味独特，是不多见的紫色蔬菜。

茄子含龙葵碱，可以抑制消化道肿瘤细胞之增殖，尤其是对胃癌和直肠癌都有不错的疗效。现代药理学研究表明，含龙葵碱的复方制剂对小鼠H22腹水型癌细胞增殖有显著的抑制之功，抑制率高达87.35%。紫茄子中龙葵碱比其他品种的茄子高，因此，想要通过茄子来抗癌最好选紫茄子。

近年的研究发现，茄子里面含皂草甙，能促进蛋白质、脂质、核酸的合成，提高供氧能力，改善血液流动，预防血栓，提升机体抗病能力，还可提高男性性能力。此外，医学上经常用这种成分来降低体内胆固醇。

茄子所含的酚、叶绿素、膳食纤维都有抗癌作用，其所含的花色苷是一种紫色色素成分，属于黄酮类，有抗氧化、抗肿瘤之功。

有研究表明，蔬菜被加热之后，茄子、花椰菜的抗癌效果最明显。我们平时所吃的菜肴大多经过加热，可是蔬菜经过加热之后，其保健功效会大打折扣。实验表明，茄子经过100℃、20分钟加热之后，可以保持高达82.7%的抑癌功效。

茄子中的维生素含量较多，茄子对油的吸收率较高，采取炒的烹调方式可以有效吸收植物油里面的维生素E。维生素E有抗癌之功，能和茄子协同增强抗癌功效。

吃茄子要注意荤素搭配，同时注意茄子烹调的多样化。有学者发现，茄子皮也有抑制癌细胞繁殖之功。所以，用茄子来抗癌的时候要充分利用茄子皮。

接下来为读者推荐几款茄子的食疗方。

蒜香茄子

食材构成：茄子300克，香菜、蒜片各5克，酱油、食用油、盐各适量。

烹调方法：茄子洗净后切成条状；香菜洗净后切碎；将锅置于火上，倒入适量食用油，油热后放入茄子条煸炒，调入酱油、盐翻炒均匀；最后放上茄子末即可。

食疗功效：适用于癌症患者出现的胃部胀痛、食欲不振等症。

酒糟茄子

食材构成：茄子（紫皮、长）400克，盐40克，红糟50克。

烹调方法：紫茄子洗净后切成块；将茄子和酒糟、盐一同放到一瓷罐里面，搅拌均匀，密封1个月左右即可。

食疗功效：防癌抗癌，清热解毒。

南瓜：防止硝酸盐转变

南瓜是常见的餐桌菜肴，可配菜，可做馅，其成熟果实甜面，能用来熬粥，可以蒸熟食用；未成熟时可以炒食、做汤等。

吃南瓜能起到消除致癌物质、防癌之功，南瓜富含锌，有益皮肤、指甲健康。其中抗氧化剂β胡萝卜素能护眼、护心，还可消除亚硝酸胺突变，防止癌细胞出现。南瓜有通大便之功，能防止粪便毒素危害人体健康，预防结肠癌的发生。南瓜可以消除亚硝酸胺突变，预防癌细胞出现。

南瓜中的维生素C能防止硝酸盐在消化道里面转变为致癌物质亚硝胺，进而预防食管癌、胃癌。

接下来为读者推荐几款南瓜的食疗方：

小米南瓜粥

食材构成：小米100克，南瓜300克。

烹调方法：南瓜去皮后洗净切块；小米淘洗干净，浸泡20分钟；准备半瓶开水，倒入电饭锅内，放入小米煮半小时左右；煮小米之前用搅拌机将南瓜打成泥，小米熬煮半小时后，加入南瓜一同熬煮，继续煮15分钟左右即可，熬粥的过程要不断搅拌，防止粘锅。

食疗功效：防癌抗癌，消食养胃，促进生长，降糖。

水晶南瓜

食材构成：南瓜1 700克，鸡肉200克，红米粉150克，胡椒粉、麻油、芥蓝、酱油、葱、姜、花椒、香油、豆瓣酱、熟豌豆、甜面酱、白糖、江米酒酿、猪油、黄酒各适量。

烹调方法：南瓜洗净之后，在瓜皮周围雕各种图案，瓜顶刻些花纹，之后将瓜顶切下来用作瓜帽，掏出瓜瓤，将南瓜放到小火素油锅中氽七分钟，至瓜中的水分氽去而有光彩；鸡肉洗净后切成1寸左右的厚片，和甜面酱、豆瓣酱、糖，酱油、葱、姜末、黄酒、胡椒、酒酿搅拌均匀；另取大米放到锅中炒至黄色，放入花椒同炒，磨成末，之后放入猪油、麻油，和鸡片调拌均匀之后放到碗内；再将熟豌豆拌上米粉、花椒粉，调入少许盐，放到碗上；之后放入笼上蒸熟，翻扣到盘内，把粉蒸鸡酿入南瓜中，放入笼蒸20分钟，取出放到圆盘中，盘周围用油炸过的芥蓝菜叶丝做边即可。

食疗功效：养心消炎，防癌抗癌，养胃养心。

菜花：提高解毒酶活性

菜花，是十字花科蔬菜的代表，头部为白色花序，和西兰花的头部类似。花椰菜富含B族维生素、维生素C，都是水溶性维生素，易受热分解，因此菜花不宜高温烹调或水煮。

菜花已被各国营养学家列入抗癌食谱之中。菜花里面含抗氧化、防癌症的微量元素，长期食用能降低乳腺癌、直肠癌、胃癌等的发病率。美国癌症协会报道，在众多果蔬之中，菜花、大白菜的抗癌效果最佳。

菜花中富含维生素C，不仅利于人体生长发育，而且能提高机体免疫力，促进肝脏解毒，增强体质。

菜花在防治胃癌、乳腺癌方面的效果非常好。研究表明，患胃癌时人体血清硒的水平会显著下降，胃液中的维生素C的浓度也会显著低于正常人，菜花不仅可以为人体补充一定量的硒元素、维生素C，还可以为人体提供充足的胡萝卜素，进而阻止癌前病变细胞形成，抑制癌的生长。

美国营养学家研究发现，菜花中还含有多种吲哚衍生物，这种化合物可以降低人体的雌激素水平，预防乳腺癌。研究表明，菜花中提取的一种酶——萝卜子素，能预防癌症，提高致癌物解毒酶活性。此外，菜花还含有二硫酚硫酮，能降低形成黑色素的酶、阻止皮肤色素斑形成，经常食用能滑润开胃、美白肌肤。

菜花中所含的槲皮素是一种多酚类物质，有很强的抗氧化作用，可以让致癌物丧失活性，有抗菌、抗病毒之功。

一般人群均可食用菜花，无特殊禁忌。适合处在生长发育期的儿童、生活在污染环境中肝脏易遭到毒害的人群、想要抵制癌瘤染身者食用；食欲不振、消化不良、大便干结者也可以通过吃菜花改善症状。

接下来为读者推荐几款花椰菜的食疗方。

香菇炒菜花

食材构成：鸡油10克，香菇15克，鸡汤100毫升，菜花250克，花生油、精盐、味精、葱、生姜、淀粉各适量。

烹调方法：菜花择洗干净后切成小块，放到沸水锅中焯一下，捞出，过凉，沥干水分；香菇放到温水中泡发，去蒂洗净；将炒锅置于火上，倒入花生油烧热，放入葱、姜煸香，调入鸡汤、精盐、味精，烧沸后捞出葱、姜，放入香菇、菜花，开小火稍煨入味后，用水淀粉勾芡，淋入鸡油即可。

食疗功效：益气健胃，补虚强身，防癌抗癌。

凉拌菜花

食材构成：菜花1/3个，洋葱1个，胡萝卜1根，柿子椒1个，食盐、醋、生抽、香油、花椒油、辣椒油、白糖各适量。

烹调方法：胡萝卜洗净后切成片，其余蔬菜洗净后都切成块；将胡萝卜和菜花放到沸水中焯1分钟，捞出，过凉，沥干水分，和其他蔬菜一同放到干净的盆内，调入适量食盐、醋、生抽、香油、花椒油、辣椒油、白糖搅拌均匀即可。食疗功效：防癌抗癌，抗衰老，补血消食。

西兰花：改善贫血防癌症

西兰花是一种两年生草本植物，是日常的主要蔬菜之一。西兰花营养丰富，富含蛋白质、糖类、脂肪、维生素、胡萝卜素等营养物质，被誉为“蔬菜皇冠”。

西兰花富含类胡萝卜素、多种维生素，有很强的抗氧化之功，可以抑制癌细胞的生长、扩散，预防结肠癌、直肠癌、子宫癌、乳腺癌等症。

西兰花中丰富的β-胡萝卜素进入人体之后能转化成维生素A，可以抗氧化、防止基因受损、预防消化系统癌症。西兰花中的类黄酮是血管清洁剂，可以降低血液中胆固醇的含量，阻止胆固醇氧化和血小板凝结。研究表明，经常吃含类黄酮的食物可以降低女性罹患胃癌的概率。

西兰花中丰富的叶绿素和人体血红蛋白分子结构相似，有助于红细胞的生成。手术后或放疗、化疗后的癌症患者可以经常吃西兰花，能改善贫血。

西兰花是天然抗癌化合物——萝卜硫素的最佳食物来源，黑芥子酶是萝卜硫素抗癌的关键。一旦黑芥子酶遭受破坏，萝卜硫素就没有抗癌功效了。所以和其他烹调方法比起来，西兰花隔水蒸5分钟左右可以更好地保持黑芥子酶，这样烹调出来的西兰花抗癌效果更佳。

接下来为读者推荐几款西兰花的食疗方。

腰果西兰花

食材构成：西兰花250克，腰果150克，胡萝卜100克，盐、味精、白糖、花生油、水淀粉各适量。

烹调方法：将西兰花洗净后切块；胡萝卜洗净后切片；锅中倒入适量清水，烧沸，放入西兰花、胡萝卜煮沸，捞出备用；将炒锅置于火上，倒入花生油烧至三四成热，放入腰果，炸至金黄色；锅留少量油，烧热，放入西兰花、胡萝卜翻炒，调入盐、味精、白糖，倒入适量清水，烧沸，用水淀粉勾芡，之后放入腰果略炒即可。

食疗功效：患胃癌时人体内的血清硒水平会显著下降，胃液里面的维生素C浓度显著低于正常人，西兰花不仅能为人体补充硒和维生素C，还能供给人体丰富的胡萝卜素，进而阻止癌前病变细胞形成，抑制癌肿生长。

番茄蒜香西兰花

食材构成：番茄1个，西兰花200克，蒜3粒，油、盐、鸡精各适量。

烹调方法：西兰花洗净后掰成小朵，放到盐水中浸泡一会儿，之后彻底洗净；番茄洗净后剥掉外皮，切成块；蒜切成薄片；烧一锅开水，把洗净的西兰花放到锅中焯1分钟，捞出，过凉水；将锅置于火上，锅热后倒入适量油，同时放入番茄、西兰花进行翻炒，炒熟之后倒入切好的蒜片，调入盐、鸡精，翻炒均匀即可。

食疗功效：防癌抗癌。

西红柿，促进防癌细胞素

西红柿学名“番茄”，又叫“洋柿子”“六月柿”，肉质而多汁，营养丰富，别具风味，有减肥瘦身、消除疲劳、提升食欲、提高蛋白质消化率、减少胃胀食积等功效。

番茄中富含糖类、蛋白质、维生素等，番茄中的类黄酮不仅有降低毛细血管通透性、防止破裂之功，还能预防血管硬化，可以预防宫颈癌、膀胱癌、胰腺癌等症。西红柿不但营养丰富，而且有很好的清热解毒、抑制病变之功，每天坚持吃1～2个鲜熟西红柿，能防癌、辅助治疗癌症。

科学研究表明，红色果蔬之中富含植物化学成分，包括黄酮类化合物、抗氧化剂、番茄红素等，而这些成分都有防癌之功。番茄里面的典型营养素——番茄红素，有强大的抗氧化之功和预防癌症之功。番茄红素能清除自由基，是迄今为止发现的抗氧化功能最强的天然物质。

日本某医学研究对四个胃癌发病率不同的地区进行调查，测定居民血浆里面维生素A、维生素C、维生素E、β-胡萝卜素、番茄红素的水平。结果发现，血浆里面番茄红素的浓度越高，胃癌发病率越低。

近些年发现番茄红素对前列腺癌有显著的抑制作用，和体内番茄红素浓度较低的女性比起来，体内番茄红素浓度高的女性子宫癌的患病率也比较低。

研究表明，番茄红素是通过以下机制来抗癌的。通过一系列生化作用，番茄红素可以促进癌细胞向良性分化，抑制癌细胞增殖；能提升人体免疫功能。番茄红素可以促进有防癌、抗癌之功的细胞素分泌，如白细胞介素-2等，能激活淋巴细胞对癌细胞的溶解作用；细胞老化、损伤、DNA突变都和自由基作用有关，而抗氧化剂能有效清除自由基，同时发挥出综合保健之功。

有人一直在疑惑番茄究竟是生吃好还是熟吃好。生吃能获得充足的维生素C，熟食虽然维生素C会被破坏掉，但是番茄红素的量会增加。美国学者做过一项人体吸收番茄红素的研究，得出这样的结论：摄入未加工番茄等富含番茄红素的食物，血浆中番茄红素的浓度变化比较小；摄入加热加工制品，血浆里面番茄红素的含量增加了3倍。因为番茄中的番茄红素经加热之后细胞壁破裂，减弱了番茄红素和组织基质间的结合力，让番茄红素更容易溶出。而且番茄是脂溶性成分，经过油炒制或做汤之后都可以充分溶出番茄红素。

接下来为读者推荐几款有抗癌之功的番茄药膳。

西红柿炖牛肉

食材构成：牛肉500克，西红柿100克，葱1根，八角2个，料酒、生抽、色拉油、盐各5克。

烹调方法：牛肉洗净后切成大块；西红柿洗净后切块；将锅置于火上，倒入适量色拉油，油温烧至七成热的时候放入大葱爆香，之后放入牛肉翻炒，放入八角，调入适量生抽、料酒、盐，倒入适量清水，开大火烧沸，撇掉浮沫，之后转成小火继续炖1小时，之后倒入西红柿块，等到西红柿熟透即可。

食疗功效：强身健体，防癌抗癌，增加机体抵抗力。

番茄烧茄子

食材构成：西红柿2个，紫皮茄子400克，黑木耳适量，花生油2汤匙，蒜2瓣，生抽1/2汤匙，蚝油1.5汤匙，白糖1茶匙。

烹调方法：木耳泡发后洗净，撕成小朵；茄子洗净后切块；番茄洗净后切块；蒜切成蒜粒；将锅置于火上，倒入适量花生油，先将茄子放到锅中煎软，盛出备用；茄子盛出后，放入蒜粒，用底油炒番茄块至软、出汤，成酱状，放入木耳翻炒1分钟，倒入茄子；调入蚝油，调入白糖、生抽，开大火烧约2分钟至入味即可。

食疗功效：防癌抗癌，抗衰老，消食，软化血管。

草莓，滋补脾胃又抗癌

草莓是一种红色的花果，又叫“红莓”“洋莓”“地莓”等，外观呈心形，味道鲜美，果肉多汁，有着浓郁的水果芳香气味。

草莓中丰富的草莓酸有杀菌、消炎、去肿之功，适合喉咙肿痛、咽部发炎、嗓子嘶哑的患者服食。

草莓营养丰富，富含维生素C，能助消化。并且，草莓还能巩固齿龈、清新口气、润泽喉部。每到春季，人的肝火就会旺盛，吃些草莓即可抑制肝火。此外，草莓最好饭后吃，因为草莓中含大量果胶、纤维素，能促进胃肠蠕动、助消化、改善便秘，预防痔疮和肠癌。

草莓中的果胶、纤维素能促进胃肠蠕动，防治便秘和痔疮、肠癌的发生。草莓里面还含胺类物质，对白血病、再生障碍性贫血均有疗效。普通人都能食用，亦适合风热咳嗽、咽喉肿痛、声音嘶哑者，夏季烦热口干或腹泻如水者，以及癌症，尤其是鼻咽癌、肺癌、扁桃体癌、喉癌患者都能食用。

草莓还能排毒、清洁肠道、保护肝脏，草莓中的鞣酸含量丰富，进入人体能阻止致癌化学物质的吸收，所以有较高的防癌抗癌之功。每天吃5～10枚草莓能治疗食欲下降、腹胀。

接下来为读者介绍几款草莓的食疗方。

草莓红枣粥

食材构成：草莓250克，糯米200克，红枣50克，白糖适量。

烹调方法：将糯米淘洗干净备用，红枣洗净，一同放到锅中，倒入适量清水，开大火煮沸之后转成小火熬煮至酥烂，放入洗净的草莓，调入白糖，搅拌均匀，继续煮几分钟即可。

食疗功效：健脾和胃，滋补气血，适用于久病体虚的肿瘤患者服用。

草莓酱

食材构成：草莓500克，白砂糖40克，麦芽糖30克，柠檬汁20克。

烹调方法：将草莓洗干净，放到淡盐水中浸泡10分钟，洗净，将草莓切成小块，倒入锅中，调入白砂糖，拌匀，静置30分钟；开小火煮草莓，温度上升后草莓就会开始软化，煮沸后转小火继续熬20分钟，这段时间要用铲子搅拌几次，防止粘锅；等到草莓基本融化，颜色变深时，将火转成中火，一边搅拌一边熬煮10分钟左右；等到草莓酱颜色变为暗红时，倒入麦芽糖；倒入柠檬汁，开大火，一边搅拌一边熬煮5分钟左右，至酱变暗红且黏稠时，关火，晾凉，装到密封的罐子中，密封盖子和口部最好用高度白酒擦拭消毒，短期内迅速食用。

食疗功效：强身健体，养胃，排毒，降脂，防癌抗癌。

香蕉，润肠抗癌的佳品

香蕉气味怡人，味道甜美，营养丰富，是常见的甜美水果，味甘性寒，能清热润肠，促进肠胃蠕动，不过不适合脾虚泄泻者食用。根据“热者寒之”之原理，适合燥热者享用。痔疮出血者、燥热而致胎动不安者均可生吃蕉肉。

香蕉有防癌之功，越成熟的香蕉，抗癌功效越强。香蕉越成熟，表面的黑斑越多，免疫活性越高。所以，想要预防癌症可以适当多吃一些带有黑斑的香蕉。

香蕉含有可以排解体内活性氧化物等毒性的物质，提高机体免疫力的化学物质。吃香蕉的时候，身体中的白细胞会受刺激，使得白细胞量上升、活动加速，熟透之后的香蕉能产生攻击异常细胞的活性物质TNF，可以有效对抗肿瘤。

香蕉中糖类、膳食纤维含量丰富，能清热润肠、促进肠道蠕动、保护胃肠黏膜。香蕉在人体中可以帮助大脑制造血清素，让人快乐、平静，甚至还能镇痛。所以，适当吃些香蕉能缓解癌症患者的精神压力，帮助癌症患者排遣抑郁心理。

接下来为读者推荐几款香蕉食疗方。

水果沙拉

食材构成：苹果半个，红薯半个，香蕉1只，蔓越莓干、沙拉酱适量。

烹调方法：香蕉、苹果、红薯去皮切成小丁，放到大碗中，加入几粒蔓越莓干，放入2大勺沙拉酱，搅拌均匀即可。

食疗功效：防癌抗癌，缓解溃疡，利尿消炎。

香蕉粥

食材构成：香蕉1根，大米50克。

烹调方法：将锅置于火上，倒入适量清水，水沸的时候，放入淘洗干净的大米；香蕉去皮，切成片，等到粥熬熟的时候放入香蕉片，用勺子不断搅拌，使粥迅速变黏稠，关火，趁热食用。

食疗功效：通便排毒，强身健体，防癌抗癌。

苹果：润肺健脾抗癌症

苹果是常见的水果，味甜，口感脆爽，富含营养物质，是世界四大水果之冠。苹果一般是红色，也有黄色和绿色。苹果是低热量食物，营养成分可溶性大，容易被人体吸收利用，所以被称作“活水”，利于溶解硫元素，让皮肤更加润滑柔嫩。中医认为苹果有生津止渴、润肺除烦、健脾益胃、润肠止泻、解暑、醒酒之功。

苹果的防癌之功一直被人们关注，波兰科学家发表的一项研究结果表明，每天吃1个苹果，可以将结肠癌的患病率降低65%；每天再多吃1个苹果，风险会减半。其他水果或蔬菜不会有这样的功效。研究人员认为，苹果之所以可以降低肠癌的风险，可能是因为苹果的类黄酮含量较高。类黄酮主要集中在苹果皮上，能起到抗氧化剂的作用，可以阻止有害分子或自由基对人体组织造成损伤，进而抑制癌症的发生、癌细胞增殖。

美国康奈尔大学研究人员也发现，吃苹果皮可以预防癌症。研究人员对某些红苹果皮进行分析，发现12种混合型三萜类化合物，其中3种是新发现的。他们将每种三萜类化合物分离出来，实验研究的过程中分别用它们对付癌症。结果发现，每种三萜类化合物都可以抑制癌细胞生长或杀死癌细胞，但是对不同癌细胞起到的抑制作用不同。其中，对肝癌细胞、结肠癌细胞、乳腺癌细胞的抑制特别明显。研究人员以低、中、高剂量喂食易患乳腺癌的大鼠，乳腺癌的发生率分别降低17%、39%、44%，而且会随着喂食剂量的提高，肿瘤体积随之明显减小。所以，苹果皮里面富含的三萜类化合物可以抑制癌细胞生长是被科学研究肯定的。

日本研究表明，苹果中的多酚可以抑制癌细胞增殖。法国研究表明，苹果中的原花青素可以预防结肠癌。新加坡研究人员发现，红苹果和红辣椒等红皮果蔬均对乳腺癌等癌症有防治之功。该国癌症中心的科学家实验中注意到，红皮的瓜果蔬菜中所含的某些植物化学成分能有效遏制癌细胞生长，而且还能降低癌细胞对雌激素的反应能力。

接下来为读者推荐几款苹果食疗方。

苹果蛋饼

食材构成：苹果1个，鸡蛋2个，面粉50克，黄油1小块，植物油、白糖各适量。

烹调方法：苹果洗净后削皮去核，切成小丁；将锅置于火上，放入黄油烧热，之后倒入苹果丁，调入白糖，一同翻炒至变软；鸡蛋中也加白糖，搅拌均匀，之后加入一点面粉调和成鸡蛋面糊，面糊不能太稠，所以面粉不能加太多，倒入平底锅中，差不多凝固时，转成小火，在一边放入炒好的苹果丁，把另一半的鸡蛋饼翻盖过来，关火，用余温再热一会儿即可。

食疗功效：防癌抗癌，增强抵抗力，健脑益智。

胡萝卜苹果奶

食材构成：牛奶80毫升，胡萝卜80克，苹果100克，鸡蛋黄半个，蜂蜜10毫升。

烹调方法：苹果洗净后去掉皮、核，切成小块；胡萝卜洗净后切成小块；将上述材料一同放入电动食物粉碎机中，搅打均匀即可。

食疗功效：防癌抗癌，助消化，美容养颜。

刺梨：防癌、抗衰、防辐射

刺梨又叫“山王果”“刺莓果”“茨梨”“木梨子”“刺菠萝”“送春归”“刺酸梨子”“九头鸟”“文先果”，有滋补健身之功，是稀有的果实。

刺梨的营养价值非常高，其花、叶、果、籽都能入药；味酸、涩，有消食健脾、收敛止泄之功，能治疗积食腹胀、痢疾、肠炎、维生素C缺乏症等。

刺梨富含超氧化物歧化酶（简称SOD），是国际公认的有抗衰、防癌之功的活性物质，还能抗病毒、抗辐射，可以防治心血管、消化系统和各种肿瘤疾病，应用非常广泛。

刺梨专家谢惠民等人研究维生素C和亚硝酸胺类物质相互作用，可以让亚硝酸胺丧失致癌作用。食物里面一旦缺乏维生素C，血清中的生理性透明质酸酶抑制剂（P.H.I）含量就会降低，透明质酸酶释放，让细胞质解聚，导致组织破坏性并扩散，癌细胞增殖。由此可见，维生素C是一种有价值的抑制多种细胞增殖性疾病的药物，包括癌细胞。肿癌病毒可以让正常细胞内环一磷腺甙（CAMP）含量下降，导致细胞发生恶性病变。维生素C可以抑制磷酸二酯酶，进而提升组织细胞中的CAMP，让肿癌细胞向正常方向转化。

有研究结果发现，刺梨汁可以有效阻断人体内源性合成的致癌物质N-亚硝脯氨酸形成，能预防肝癌、神经系统肿癌以及肺肿癌、肾肿癌的发生。

人体内缺乏维生素C的时候，胶原蛋白等细胞间质之合成就会发生障碍，细胞间质增大，对迅速增长的胶原组织产生很大的影响，表现出创口愈合不良，骨骼、牙齿易断、脱落，毛细血管增大，导致皮下、黏膜、肌肉出血等坏血病。当维生素C的摄入量充足时，坏血病即可自愈，所以维生素C得名抗坏血酸。

接下来为读者推荐几款刺梨的食疗方。

刺梨冰粥

食材构成：刺梨500克，粳米100克，冰糖30克。

烹调方法：将刺梨洗净后捣碎，去渣留汁；将洗净的米、冰糖放到锅中熬粥，将熟时调入刺梨汁，继续熬煮至熟，将粥放到冰箱中冷冻即可。

食疗功效：助消化，清热解毒，防癌抗癌。

刺梨果饮

食材构成：刺梨50克。

烹调方法：将刺梨放到干净的杯子内，倒入开水，盖好杯子盖，焖七八分钟至水的颜色变深即可。

食疗功效：健脾养胃，防癌抗癌。

柑橘：有效对抗结肠癌

柑橘是常见的水果，酸甜多汁，营养丰富，已分离出30余种人体保健物质，主要包括：类黄酮、单萜、香豆素、类胡萝卜素、类丙醇、吖啶酮、甘油糖脂质等。

其中类黄酮柑橘类水果所含的类黄酮主要包括三种类型：Ⅰ型以芦丁为代表，为一般性黄酮类；Ⅱ型是橘皮苷、柚皮苷之类的柑橘类水果，是特有的黄烷酮；Ⅲ型为其他果蔬中至今还没有发现的，只有柑橘类才有的柑橘黄酮等含聚甲氧基的特殊黄酮类物质。

柑橘的类胡萝卜素进入人体后能合成维生素A，有抗癌之功。香豆素柑橘中的香豆素是科学家肯定的抗癌物质。研究表明，香豆素抗癌的途径主要有二个：香豆素通过解毒酶作用让癌物质解毒、和癌物质拮抗抑制其代谢活性化，通过这两种作用将癌抑制在起始阶段。

单萜、三萜柑橘中含大量以柠檬烯为代表的萜类化合物。萜为柑橘独特的芳香物质的构成，能镇静中枢神经。研究还表明，萜能减轻应激，消除疲劳。柠檬苦素为柑橘果汁饮料里面的苦味成分，其含量为100～200mL/L。研究表明，柠檬苦素也有抑制肿瘤之功。

2008年12月，美国德克萨斯州大学蔬菜和改良中心的营养学家专家明确指出：柑橘的营养无可替代，是人类结肠癌、乳腺癌、夜盲症、脑血栓等疾病的克星。

日本医学机构通过实验研究确认：柑橘类水果有显著的抗癌之功。有研究人员对180名健康者血液中的玉米黄质含量进行测定，发现吃柑橘越多的人，血液中的玉米黄质含量越高，而玉米黄质已经被证明有抗癌之功。

接下来为读者介绍几款柑橘食疗方。

橘子酱

食材构成：柑橘、冰糖各适量。

烹调方法：橘子去皮后掰成小瓣，尽量去掉白色橘络，将橘子放到料理机中打成汁；橘汁倒入铝锅或砂锅中，开大火煮，而且要经常搅拌，熬煮至稍浓稠后，调入冰糖，转成小火继续煮，不断进行搅拌，熬至果酱的痕迹不轻易消失即可。

食疗功效：止咳化痰，防癌抗癌。

甜菜橘子汁

食材构成：甜菜根350克，柑橘4个，生姜适量。

烹调方法：将甜菜根、柑橘、生姜分别洗净后放到榨汁机里面榨汁，充分搅匀后立即饮用。

食疗功效：防癌抗癌，降压，健胃，

橙子：抑制多种癌病变

橙子又叫“黄果”“柑子”“金环”“柳丁”，是柚子和橘子的杂交品种，

橙子中的橙皮苷能维持渗透压，增强毛细血管韧性，缩短出血时间，降低胆固醇，缓解慢性病发生，进而有效预防癌症的发生。

橙子含丰富的类黄酮物质、类胡萝卜素。其中，类黄酮有抗炎症、抗肿瘤、强化血管、抑制血凝之功；类胡萝卜素的抗氧化作用非常强，可以有效防癌抗癌。

《医方摘要》中提到，每天吃1个橙子，能将口腔、食道、胃癌症的发生率减少一半。澳大利亚联邦科学和工业研究组织发现，每天吃柑橘类水果能让中风的发生率降低19%。柑橘类水果包括橙子、橘子、柚子、金橘、柠檬等多个品种。

柑橘类水果可抗氧化、强化免疫系统、抑制肿瘤细胞生长，还能将肿瘤细胞转变为正常细胞。澳大利亚科学家称，所有水果中，柑橘类所含的抗氧化物质最高，包括170种以上的植物化学物质、60多种黄酮类物质、17种类胡萝卜素。黄酮类物质能抗炎症、抗肿瘤、强化血管、抑制凝血，类胡萝卜素有非常强的抗氧化之功。这些综合生理活性成分让柑橘类水果能抑制多种癌症的发生。

接下来为读者推荐几款橙子食疗方。

橙李酸奶

食材构成：橙子、李子、酸奶各适量。

烹调方法：酸奶冻成冰，取出，在室温内放一会儿，带包装用擀面杖敲打，直到把酸奶冰敲碎，将酸奶冰放到杯子中，放到一半的位置即可，之后用

勺子戳，让冰更碎些；橙子、李子肉放到搅拌机中搅拌，之后倒入酸奶冰上。

食疗功效：防癌抗癌，润肠通便，助消化，开胃，抗衰老。

甜橙燕麦牛奶

食材构成：牛奶250毫升，橙子1个，燕麦片50克。

烹调方法：甜橙去皮后切丁；将牛奶、甜橙、燕麦混合在一起，放到微波炉中，开高火1分钟即可。

食疗功效：防癌抗癌，开胃降糖，通便排毒，安神益智。

杧果：阻断癌细胞分裂

杧果是著名的热带水果，肉质细腻，风味独特，营养丰富，深受大众欢迎，被誉为“热带果王”。杧果中富含糖类、蛋白质、粗纤维等成分，尤其是胡萝卜素的含量非常丰富，有防癌抗癌之功。

杧果中含有丰富的维生素B_6，对神经系统、大脑的正常运作来说非常重要。杧果还含有谷氨酰胺，能提高人的专注度，同时改善记忆。

杧果含杧果酮酸、异杧果醇酸、多酚类化合物等都有抗癌之功。多酚是植物中的一种天然物质，和多种物质一起对健康有促进之功。美国研究人员对杧果中的多酚提取物对结肠癌、乳腺癌、肺癌、白血病、前列腺癌患者的作用进行了研究，结果发现，杧果对预防结肠癌、乳腺癌都有效果。研究人员对杧果的多酚作用在癌细胞的深层次机理进行了分析，发现癌细胞的分裂周期由于多酚而被阻断，这可能为杧果预防、抑制癌细胞的机制。

杧果中天然抗氧化物、维生素的含量高，能降低癌症的发生风险。研究表明：杧果中的黄芪、槲皮素、鞣酸等化合物可以帮助机体对抗乳腺癌、结肠癌、前列腺癌。

接下来为读者推荐几款杧果食疗方。

果柠檬汁

食材构成：杧果1个，柠檬1个，蜂蜜适量。

烹调方法：杧果洗净后切开，去皮，预留少量果肉粒，剩下的全部放到搅拌机中打成泥；柠檬榨汁，放到杧果泥中，根据个人口味调入适量蜂蜜、凉开水稀释，调和成杧果汁，最后加上果粒即可。

食疗功效：防癌抗癌，降脂美容。

果西米露

食材构成：西米100克，杧果1个，牛奶250克，白砂糖20克。

烹调方法：锅中倒入足量清水，烧沸，倒入西米，搅拌几下；煮沸后转成中小火继续煮一会儿，搅拌几下，盖上盖子煮15～20分钟；等到西米出现少许白心，关火，继续焖5～10分钟至西米透明；此时用滤网用水流冲洗至西米表面黏液被冲洗干净，可用少量温水兑砂糖，搅拌均匀，把西米泡在里边，放到冰箱中；杧果去皮，一半切成丁，剩下的果肉剥干净；把牛奶、杧果果肉、砂糖一同放到搅拌机中搅拌均匀制成杧果奶昔，倒在西米上，表面撒上切成丁的杧果肉即可。

食疗功效：防癌抗癌，润肺止咳，美容养颜。

葡萄：促进癌细胞凋亡

葡萄是一种浆果，也是最古老、分布最广的水果之一。葡萄既可以做水果来生食，也可以酿酒、制作葡萄干。葡萄的外观鲜艳，味道鲜美，而且营养价值很高，被人们称之为“水晶明珠”。葡萄中富含镁、维生素C、铁，有美容、延缓衰老之功，是非常好的供能食物、滋补品。

墨西哥21世纪国家医学中心的专家说，葡萄中的黄酮类物质能减少血液里面的有害胆固醇，还能防癌。他们认为，葡萄中的黄酮类物质能促进血液高密度脂蛋白上升。高密度脂蛋白能将有害胆固醇从肝外组织转运至肝脏进行代谢，进而降低血液中有害胆固醇的含量，防止动脉粥样硬化，进而保护心血管。葡萄的颜色越深，所含的黄酮类物质越高。

美国科学家发现，紫葡萄皮中含有一种叫“白藜芦醇”的抗癌物质，有非常强的遏制组织中的癌基因之变化，对癌变的起始、促进、进展都有抑制作用。白藜芦醇通过抑制RNA还原酶和DNA聚合酶活性，阻断癌细胞增殖，诱导癌细胞凋亡；还有抗氧化、抗自由基、抗突变等辅助功效；而且可以抑制和癌变有关的酶的活性，进而充分发挥抗癌功效。还有很多其他国家的科学家证明白藜芦醇的确能诱导癌细胞凋亡。

虽然白藜芦醇有这样的功效，但是它主要存在于葡萄皮中。所以，葡萄最好连皮吃。葡萄皮组织虽然致密，不过很薄，所以几乎不会影响口感。

接下来为读者推荐几款葡萄食疗方。

葡萄汁

食材构成：葡萄300克，面粉10克。

烹调方法：容器中加满水，放入面粉，搅拌均匀，把葡萄摘下，放到水中，一直用手搅拌，至面粉把葡萄上面的脏东西吸下来，葡萄冲洗干净后放入料理机中打碎，过滤得葡萄汁。

食疗功效：延缓衰老，美容养颜，防癌抗癌。

水果沙拉

食材构成：哈密瓜、西瓜、葡萄各100克，圣女果50克，沙拉酱适量。

烹调方法：哈密瓜切丁，小圣女果洗净后切成圆片，葡萄去皮，西瓜切成圆片；将上述食材一同放入锅中，调入沙拉酱即可。

食疗功效：美容养颜，防癌抗癌。

葡萄柚：降低癌病变风险

葡萄柚果肉淡黄或粉红色，柔嫩多汁，爽口，略带香气，味偏酸。《营养生物化学》杂志刊登一项研究发现，柚苷配基能刺激癌细胞DNA的修复，进而抗癌。经常吃葡萄柚能降低胃癌、结肠癌、膀胱癌、乳腺癌、食道癌等疾病的发生。

研究表明，葡萄柚汁能阻止肠道中某些酶分解抗癌药物，让更多药物进入血流，提升药性，避免抗癌药的副作用，还能降低医药开支。不过提醒大家注意一点，并非所有药物都能和葡萄柚同食，用药之前还是要先咨询医师。

葡萄柚中富含维生素C、胡萝卜素、类黄酮等营养成分，能降低食道癌和胃癌的发生率。葡萄柚中丰富的维生素C能参与胶原蛋白的合成，促进抗体生成，因此能提升机体解毒能力。葡萄柚中的维生素P可以防止维生素C被氧化破坏，提升维生素C的吸收效果，进而预防癌症。

接下来为读者推荐几款葡萄柚的食疗方。

杨枝甘露

食材构成：西米半杯，杧果3个，葡萄柚半个，椰奶、淡奶各120毫升，冰糖适量。

烹调方法：将西柚拆肉；1个杧果切粒，2个杧果搅打成杧果泥；将锅置于火上，倒入适量清水，水沸后放入西米，煮10分钟，关火，焖20分钟至完全透明，放到冷水中过凉；将杧果泥和淡奶放在一起搅拌均匀，滚水，调入冰糖煮融，之后调入椰奶煮滚，关火；将杧果粒、西柚肉、杧果奶浆、西米加入糖水中，搅拌均匀即可。

食疗功效：强身健体，防癌抗癌，美容养颜，护肝，润肺，通便排毒。

西柚苹果汁

食材构成：苹果1个，葡萄柚半个，蜂蜜5克。

烹调方法：葡萄柚洗净后去皮，取出果肉，剔除筋膜；苹果洗净，去皮去核后切成小块；葡萄柚果肉和苹果块一同放到搅拌机中，倒入适量凉开水，启动搅拌机，1分钟后即成果汁，调入适量蜂蜜即可。

食疗功效：防癌抗癌，润肠通便，减肥瘦身，提升机体抵抗力。

无花果：健胃解毒防抗癌

无花果是生长在热带的果品，除了可以鲜食、药用外，还可以加工成无花果干、果脯、果酱、饮料、罐头、果酒等。

从中医的角度上说，无花果有健胃清肠、消肿解毒之功，能治疗肠炎、痢疾、便秘、痔疮、喉痛、痈疮疥癣，可利咽喉、开胃驱虫。

现代研究发现，无花果可以抑制癌细胞蛋白合成，让癌细胞因为缺乏营养而死，有显著的抗癌、防癌、提升机体免疫功能的作用。无花果对小鼠腹水癌、肉瘤、肝癌及肺癌的抑瘤率分别是53.81%、41.82%、44.44%、48.52%。近年，日本专家从无花果中提取出一种活性成分，能阻止癌细胞生长，治疗多种早、中期癌症。无花果具有广谱抗癌作用，为食疗提供了科学依据，鼻咽癌患者坚持吃无花果有明显的辅助疗效。鼻咽癌手术或放疗、化疗期间，患者可经常吃无花果，不仅味道甘美，还能补益脾胃，兼具增进营养、健胃解毒、防癌抗癌之功。

研究证实，无花果没有成熟的果实和植物干的乳汁都含有抗肿瘤成分。其未成熟果实的乳浆中含补骨脂素、佛柑内酯等活性成分，而其成熟果的果汁能提取出一种芳香物质，二者均有防癌抗癌、提升机体抗病能力之功效，能预防多种癌症，延缓移植性腺癌、淋巴肉瘤的发展，还能促进其退化，而且不会毒害正常细胞。

接下来为读者介绍几款无花果食疗方。

无花果炖雪梨

食材构成：无花果200克，梨1个，冰糖、黄芪、枸杞各适量。

烹调方法：无花果放到淡盐水中泡10分钟后洗净，切成小块；梨洗净后去掉皮、籽，切成小块，和无花果一同放到锅中，倒入适量清水，放入黄芪，开大火烧沸，之后转成小火炖30分钟，调入冰糖，放入洗净的枸杞，搅拌均匀即可。

食疗功效：止咳化痰，润肺，清热利咽，防癌抗癌。

无花果莲子汤

食材构成：莲子150克，无花果200克，冰糖20克。

烹调方法：莲子用清水泡发，无花果洗净后切成小块，锅内倒入适量清水，调入冰糖，等莲子煮沸时，撇掉浮沫，开中火煮20分钟左右至莲子熟透，放入无花果，继续煮10分钟左右，关火即可。

食疗功效：清热利咽，润肺止咳，防癌抗癌。

石榴：抑制乳腺癌生长

石榴性味甘、酸涩、温，有杀虫、收敛、涩肠、止痢等功效。石榴营养丰富，维生素C含量比苹果、梨丰富。

有研究者用氯化硝基四氮唑蓝对人类急性早幼粒白血病细胞系HL-60的分化进行检测，发现用石榴皮萃取物和发酵的石榴汁治疗之后，非特异性酶、特异性酶、吞噬细胞活性都会显著提升。由此可见，它对上述癌症均有抑制之功效。

癌症的发生、代谢过程，经常会伴随着新生血管组织形成，为肿瘤组织的生长、代谢提供充足的血液、氧气。所以，阻断癌组织新生血管的生成是治疗一些实体瘤的有效手段。研究表明，石榴能抑制癌细胞组织中新生血管的形成。体内试验发现，发酵的石榴汁能有效抑制鸡绒毛膜尿囊膜的新生血管形成。

美国报道，吃石榴或喝石榴汁能预防或延缓某些乳腺癌生长。有研究显示，石榴中富含鞣花单宁，实验室中能抑制雌激素反应性乳腺癌生长。有研究者说，石榴中的鞣花单宁能通过抑制芳香族酶发挥作用，而芳香族酶是体内合成雌激素的关键酶。石榴是红艳的营养珍果，有非常好的抗癌之功。

有研究人员将人类前列腺癌的癌细胞注入老鼠体内，老鼠患上前列腺瘤之后给它喝石榴汁，一段时间之后，发现老鼠的肿瘤缩小了。石榴汁里面抗氧化剂含量丰富，这种化学物质让果蔬拥有深颜色，还能抵制损害细胞发展成癌症或其他疾病的化学物质。

接下来为读者介绍几款石榴食疗方。

石榴汁

食材构成：石榴、蜂蜜各适量。

烹调方法：石榴籽和凉白开一同倒入搅拌机中，搅打2分钟左右，过滤留汁，调入少量蜂蜜，搅拌均匀即可。

食疗功效：防癌抗癌，增强体抗力，养血。

双果石榴沙拉

食材构成：石榴1个，火龙果1个，猕猴桃1个，葡萄、蜂蜜、橄榄油各适量。

烹调方法：石榴洗净后用小刀开壳，沿纹路开口，去除里面的白膜，轻松掰出石榴；火龙果去皮后切成小粒；奇异果去皮后切小粒；葡萄洗净；将上述材料一同放到玻璃杯中，调入蜂蜜、橄榄油即可。

食疗功效：防癌抗癌，抗衰老，降糖降脂。

银耳：增强机体抗癌力

银耳又叫“白木耳”“雪耳”“银耳子”等，柔软光洁，半透明，富有弹性，是天然的植物性胶质，而且有滋阴之功，长期食用能润肤。

银耳性平，无毒，有补脾开胃、益气清肠之功，还能滋阴润肺。银耳中的有效抗癌成分——酸性银耳多糖，抗癌机制和细胞毒类药物的直接杀伤作用不同，是通过提升机体免疫功能间接抑制肿瘤生长。经常吃银耳能提升机体免疫力，调动淋巴细胞，提升白细胞吞噬功能，兴奋骨髓造血功能，抑制恶性肿瘤生长。

银耳中富含硒等微量元素能增强机体抗肿瘤之功。银耳还可以增强肿瘤患者对放疗、化疗的耐受力。

接下来为读者推荐几款银耳食疗方。

凉拌银耳

食材构成：银耳1朵，胡萝卜半根，黄瓜半根，香菜1棵，大蒜2瓣，盐、白糖、醋、味精、酱油、香油各适量。

烹调方法：银耳放到清水中，提前2小时泡发，去蒂根，撕成瓣状；胡萝卜、黄瓜洗净后分别切成片状；蒜切末，香菜洗净后切成小段；锅中倒入适量清水，烧沸后放入银耳焯烫1分钟，捞出晾凉，码到盘子里；取一个干净的碗，放入盐、味精、酱油、白糖、醋、蒜末、香菜，调匀，浇到银耳上，吃的时候搅拌均匀即可。

食疗功效：补脾开胃，益气清肠，滋阴润肺，提升机体免疫力，增强肿瘤患者对放、化疗的耐受力，防癌抗癌。

紫薯银耳汤

食材构成：紫薯1个，银耳、冰糖各适量。

烹调方法：紫薯去皮后切成小丁；银耳放到清水中浸泡1小时左右，至银耳变软、舒展完全，洗净，撕成小块放到汤煲中，倒入适量清水，煮沸之后转成小火炖1小时左右，至银耳变软；放入紫薯、冰糖，继续煮45分钟左右至紫薯熟透，汤汁黏稠即可。

食疗功效：强身健体，养肝健胃，防癌抗癌，润肠。

香菇：抵御癌细胞侵袭

香菇又叫“花菇”“香蕈”“香信”“香菌”“冬菇”“香菰”，是侧耳科植物香蕈的子实体。为世界第二大食用菌，也是中国的特产之一，民间称之为“山珍”。

香菇素有“山珍之王”之称，为高蛋白、低脂肪的营养保健食品。中国的医学家对香菇也有著名论述。现代医学、营养学不断深入研究，香菇的药用价值不断被发掘。香菇里面麦角甾醇的含量非常高，可防治佝偻病；香菇多糖（β-1，3葡聚糖）可以提升细胞免疫功能，进而抑制癌细胞生长。

香菇多糖经常用来治疗白血病、胃癌、肺癌、乳腺癌、结肠癌、直肠癌等病症，和化疗药物合用可以减轻化疗药物毒性、缓解症状、纠正微量元素失调等。各种癌症手术之后，持续吃香菇能防止癌细胞转移。主要是因为香菇多糖可以让患者血清里面的某种蛋白质升高，这种蛋白成分可以促进淋巴母细胞转化，进而促进肿瘤消退。

香菇含六大酶类的40多种酶，能纠正人体酶缺乏症；香菇中的脂肪含脂肪酸，可以降低人体血脂。

实践证明，香菇可以防治癌症，而且已经应用在临床上。香菇对癌细胞有强烈的抑制作用，对小白鼠肉瘤180的抑制率高达97.5%，对艾氏癌的抑制率高达80%。香菇还含双链核糖核酸，可以诱导产生干扰素，有抗病毒之功。香菇里面含水溶性鲜味物质，能用作食品调味品，主要成分为5'–乌苷酸等核酸成分。

香菇的食用方法很多，可单独食用，也可与鸡鸭鱼肉搭配食用。烹调方法也很多，可以炒，可以烧，可以炖，也可以做汤。接下来为读者推荐几款香菇食疗方。

香菇炒荸荠

食材构成：荸荠500克，香菇150克，食盐、调和油、味精、糖各适量。

烹调方法：香菇泡入水中，洗净切片；荸荠洗净后削皮，切片；将锅置于火上，倒入适量调和油，油热后，放入荸荠翻炒1分钟；倒入切好片的香菇，调入盐、味精、糖，翻炒2分钟即可。

食疗功效：有调理脾胃、清热生津的作用。常食能补气强身、益胃助食，有助于治疗脾胃虚弱、食欲不振或久病脾胃虚、湿热等病症。特别适合作为原发性高血压、高脂血症、冠心病、癌症及糖尿病等病患者的辅助治疗食物。

香菇炒肉丝

食材构成：芦笋300克，猪瘦肉200克，鸡蛋100克，鲜香菇50克，大葱、姜各5克，植物油、淀粉、香油、盐各适量。

烹调方法：香菇洗净后切成丝，放到清水中泡至有液体浸出，浸出液体过滤备用；芦笋洗净后切成丝状；猪肉洗净后切丝，之后打入鸡蛋搅拌；肉丝放到锅中过油后捞出，同时在余油中倒入葱、姜略翻炒一下，之后放入芦笋、香菇、肉丝、盐进行翻炒；将香菇浸出液倒入锅中略煮，之后用淀粉勾芡，最后淋上香油即可。

食疗功效：提高机体的抗肿瘤之功，能干扰病毒和癌细胞生长。

猴头菇：防癌抗癌又抗衰

猴头菇是中国传统的名贵菜肴，其肉质鲜嫩，味道鲜美可口，被誉为“山珍猴头、海味鱼翅”。现代医学、药理学的很多研究将猴头菇多糖的药用功效概括为提升免疫力、抗肿瘤、抗衰老、降血脂等。在抗癌药物筛选中，发现猴头菇有明显的抗皮肤、肌肉癌肿作用。因此，经常吃猴头菇，无病者能提升机体抗病能力，有病者能治疗疾病。

猴头菇中含不饱和脂肪酸，利于血液循环，可以降低血液里面胆固醇的含量，能提升机体免疫功能，延缓人体衰老。猴头菇可以抑制癌细胞里面的遗传物质合成，进而预防消化道癌症和其他恶性肿瘤。

猴头菇中富含多糖体、多肽类物质，对癌细胞都有抑制作用，而且能显著提升机体中蛋白质组成成分，产生干扰素，提升防癌抗癌效果。

猴头菇中丰富的氨基酸、多糖体可助消化，能有效治疗胃炎、胃溃疡、十二指肠溃疡、胃癌、食道癌等消化道疾病。

猴头菇中含挥发油、蛋白质、多糖类、氨基酸等成分，能抑制小鼠肉瘤180；体外对艾氏腹水癌细胞有抑制作用，可以抑制其脱氧核酸合成，阻止胸腺嘧啶脱氧核糖核苷、尿嘧啶核苷酸掺入，其作用强度和其浓度有关。

接下来为读者推荐几款猴头菇的食疗方。

猴头菇排骨汤

食材构成：猪大排500克，猴头菇1朵，葫芦400克，葱、姜各15克，食盐、植物油各适量。

烹调方法：将锅置于火上，倒入适量植物油，油热后，倒入生姜爆香，倒入排骨翻炒至变色，之后将排骨放到高压锅中，放入葱，倒入适量清水煮沸，之后转成中火继续煮20分钟；猴头菇洗净后撕成小块，不停洗泡，至猴头菇变软，放到沸水中焯一下除掉苦味，捞出，倒入排骨汤中，之后倒入切成滚刀状的葫芦，继续熬煮至葫芦熟，调入少量盐即可。

食疗功效：防癌抗癌，强身健体，养肾护肝，养胃养肺。

玉米猴头菇鸡汤

食材构成：鸡1只，猴头菇2个，猪肉1块，鲜玉米2个，食盐3克，姜5片，花雕酒适量。

烹调方法：姜洗净后切片；猴头菇泡水，泡好水的猴头菇去根后撕成小块；鸡宰杀后清理干净，切块；鸡肉放到锅中，倒入温水，放入姜，开火焯一下；洗撇掉上面的浮沫，之后放到压力锅中，放入姜片和猴头菇，调入适量花雕酒，倒入清水；放入猪肉、玉米，开始煲汤，煮好后调入适量盐即可。

食疗功效：防癌抗癌，润肠养胃，抗衰老，补血，消食。

金针菇：抑制肿瘤的生长

金针菇又叫“毛柄小火菇”“构菌”“朴菇”“冬菇”“朴菰”“冻菌”“金菇”“智力菇”等，有很高的药用食疗作用。金针菇可以有效增强机体生物活性，促进新陈代谢，利于食物里面各种营养素的吸收、利用，对生长发育大有益处，所以得名“增智菇”“一休菇”。

金针菇是一种高蛋白、低糖类食品，有助于排出人体的重金属离子和代谢过程中产生的毒素、废物，经常吃金针菇可以有效提升机体活力。金针菇中的蕈菌多糖等物质可以提升机体免疫力、抗菌消炎、预防肿瘤等。

从金针菇中提取的朴菇素可以有效抑制肿瘤生长，有显著的抗癌之功。金针菇中的多糖体对肝癌和肺癌都有显著的抗癌作用。金针菇茎中含一种蛋白质，能刺激宫颈癌患者身体中的天然抗癌机制，让患者依靠自身免疫力对抗癌细胞。

接下来为读者推荐几款金针菇食疗方。

凉拌金针菇

食材构成：金针菇适量，黄瓜1根，醋、姜、蒜、生抽、香油、辣椒油、白糖各适量。

烹调方法：金针菇切去根部，撕散开后洗净，沥干水分；将锅置于火上，倒入适量清水烧沸，放入洗净的金针菇，焯烫半分钟左右捞出，放到冷水中浸泡至凉，捞出沥干；青瓜洗净后切细丝，大蒜和生姜一同切碎；将处理好的金针菇和青瓜放到大碗中，放入蒜末、姜末，调入盐、芝麻油、辣椒油、醋、生抽、白糖，搅拌均匀即可。

食疗功效：防癌抗癌，降糖降脂，抗衰老，降糖，排毒减肥。

番茄炒金针菇

食材构成：西红柿2个，金针菇1把，蒜2瓣，食盐、生抽、小葱、橄榄油各适量。

烹调方法：番茄洗净后切成小粒；金针菇去根，洗净后切段；蒜切碎；热锅中倒入适量橄榄油，之后放入蒜泥爆香，倒入番茄粒炒至成番茄酱后放入金针菇翻炒一会儿，之后加入适量生抽炒匀，调入少许清水，稍煮后放入小葱，撒些胡椒粉即可。

食疗功效：防癌抗癌，降脂，排毒，祛斑，降压，抗衰。

黑木耳：防治消化道肿瘤

黑木耳又叫“黑菜”“桑耳”“本菌”“树鸡”“木蛾”“木茸”，形状似耳，再加上是黑褐色，所以得名“黑木耳”。黑木耳是木耳科植物，性平味甘，入胃经、大肠经，有滋补、润燥、养血益胃、活血止血、润肺、润肠之功。

黑木耳色泽黑褐，味道鲜美，可荤可素，营养丰富，被誉为“菜中之荤”，富含蛋白质、脂肪、糖类、纤维素、胶质、钙、磷、铁、镁等，有滋阴、活血、润燥之功，是保健养生的上品。

黑木耳中丰富的纤维和植物胶原可以促进胃肠蠕动，促进肠道脂肪排泄，进而防止肥胖和便秘；胃肠蠕动加强的过程中能促进有毒物质被及时清除、排出，更能预防直肠癌和其他消化系统癌症。

研究表明，黑木耳浓缩液能促进体液免疫功能，提升机体抗病能力，达到防癌的目的。黑木耳多糖蛋白能抑制小白鼠肉瘤S-180，抑制率是40%～50%，对艾氏腹水癌的抑制率高达80%。

接下来为读者推荐几款黑木耳食疗方。

黑木耳红枣汤

食材构成：黑木耳150克，红枣60克。

烹调方法：黑木耳泡发后洗净，放到清水中浸泡3小时左右，洗净；红枣洗净后放到清水中浸泡10分钟；将锅置于火上，倒入适量清水，放入红枣、黑木耳，盖上锅盖，开小火慢炖30分钟至熟即可。

食疗功效：防癌抗癌，化痰止咳，滋阴润燥。

黑木耳番茄炒鸡蛋

食材构成：黑木耳适量，番茄1个，鸡蛋3个，盐、葱各5克，老抽、蚝油、白砂糖各2克，植物油适量。

烹调方法：黑木耳提前泡发，洗净后撕成小片，放到开水中焯一下，沥干水分；番茄洗净后切丁；鸡蛋打散，倒入少量香菇水，调入盐，搅匀；将锅置于火上，倒入适量植物油加热，将蛋液倒入锅中，炒至七八成熟的时候盛出备用，注意下蛋液的时候火不能太大，鸡蛋要注意不能炒老；锅中再加少量油，放入黑木耳煸炒一会儿，之后倒入番茄丁，炒匀后，调入糖、蚝油、老抽、盐，之后加入鸡蛋块，迅速翻炒均匀，起锅即可。

食疗功效：软化血管，补气益智，润肺补脑，活血止血，防癌抗癌。

虾：防癌抗癌抗氧化

虾的营养价值非常高，也可以用作中药材，性温味甘、微温，入肝、肾经。虾肉有补肾壮阳、通乳抗毒、养血固精、化瘀解毒、益气滋阳、通络止痛、开胃化痰之功，非常适合肾虚阳痿、遗精早泄、乳汁不通、筋骨疼痛、手足抽搐、全身瘙痒、皮肤溃疡、身体虚弱、神经衰弱等患者食用。

虾中所含的甲壳素是一种线性高分子多糖，有抗癌之功，可以抑制癌、瘤细胞转移，提升机体免疫力、护肝解毒。甲壳素还可以修复受伤细胞，对处在手术后，放、化疗康复期的癌症患者来说有非常不错的恢复作用。

虾中含虾红素，属于β–胡萝卜素，有抗氧化性，可以消除自由基，预防癌症。虾红素广泛存在于虾的外壳中，所以吃虾的时候可以连同外壳一起吃。

接下来为读者介绍几款虾的食疗方。

白灼虾

食材构成：虾200克，姜2片，小葱2根，料酒适量。

烹调方法：锅中倒入适量清水；姜洗净后切片，香葱打成结，料酒适量倒入锅中；水沸后放入处理好的虾，开中火煮1分钟，关火；虾捞出，沥干水分；准备一个干净的小碗，放入蒜蓉、盐，用烧热的熟油淋上去，之后调入生抽、糖，搅拌均匀，蘸食即可。

食疗功效：防癌抗癌，益气滋阴。

鲜虾西兰花小炒

食材构成：鲜虾14只，西兰花100克，小胡萝卜1个，海鲜菇50克，蒜片、盐、生抽、植物油各适量。

烹调方法：鲜虾去壳去虾线后洗净，沥干水分，调入盐，充分抓匀，腌10分钟；西兰花洗净后掰成小朵；胡萝卜去皮后洗净，切成菱形片；海鲜菇洗净后切成小段；将锅置于火上，倒入适量清水烧开，放入西兰花，焯1分钟，捞出，沥干水分；炒锅中倒入适量植物油，烧至五成热的时候放入虾仁，开小火滑炒至变色，盛出；锅底的虾油加热，开中火，放入蒜片炒香，之后放入胡萝卜，翻炒几下，倒入海鲜菇，翻炒1～2分钟，倒入西兰花，调入盐、生抽，最后放入虾仁，翻炒均匀即可。

食疗功效：防癌抗癌，增强机体免疫力。

蛤蜊：抑制体内致癌物

蛤蜊有花蛤、文蛤、西施舌等多个品种，肉质鲜美，营养全面，含蛋白质、脂肪、糖类、铁、钙、磷、碘、维生素、氨基酸、牛磺酸等多种成分，是低热量、高蛋白、低脂肪的海产品。

蛤蜊中含蛤素，是有毒甲藻产生的脂溶性毒素，属于脂溶性环状聚醚化合物，有防癌、抗癌之功。动物实验证明，蛤蜊对小鼠肉瘤和腹水瘤均有抑制、缓解作用。

蛤蜊中含丰富的硒元素，可以对抗氧化，抑制体内致癌物，防止心血管疾病的发生，增强机体免疫力，进而预防癌症的发生。

接下来为读者推挤几款蛤蜊食疗方。

蛤蜊鱼汤

食材构成：蛤蜊、毛豆腐各500克，鱼1条（500克左右），葱、生姜、盐各适量。

烹调方法：鱼去掉鱼鳃两端的硬刺后洗净；蛤蜊放到清水中吐去泥沙；豆腐切块漂清；葱姜放到油锅中煸香，鱼下锅，略煎一下后烹入料酒，盖盖焖15秒，加汤过鱼身，放入豆腐块，开大火烧沸，之后转成中火继续焖20分钟左右，再转成大火将汤吊白，调入少量盐；将洗净的蛤蜊放到汤中，等到蛤蜊开口后，撒些葱花即可。

食疗功效：清热去火，助消化，防癌抗癌。

蛤蜊炖蛋

食材构成：蛤蜊100克，鸡蛋1个，食盐、鸡精、小葱各适量。

烹调方法：蛤蜊提前放到淡盐水中浸泡30分钟左右，洗净后摆到碗中备用，鸡蛋打入碗中搅散，鸡蛋液中调入少量盐、鸡精，倒入清水搅匀之后，将蛋液用粉筛过滤；将过筛后的蛋液倒入蛤蜊碗内，盖好保鲜膜，放到蒸锅中蒸至15分钟左右，取出，撒入葱花即可。

食疗功效：防癌抗癌，软化血管，健脑，养肝，美容护肤。

鳗鱼：延缓衰老防癌症

鳗鱼又叫“白鳝”“白鳗”“河鳗”“鳗鲡”“青鳝”“风馒”“日本鳗”。鳗鱼的营养价值非常高，日本人冬季通过吃鳗鱼来驱走严寒，以保持精力充沛；

我国台湾等地重阳节吃鳗鱼，告诉大家鳗鱼是长寿的象征。

鳗鱼有滋补养生之功，而且还能改善夜盲症和贫血等病症。鳗鱼中丰富的钙质可以强身健骨。鳗鱼肉含有高密度脂蛋白，能降低动脉硬化症的发生率，还能抗疲劳、抗衰老，预防癌症。

鳗鱼的皮和肉中富含胶原蛋白，经常吃能美容养颜、延缓皮肤细胞老化、调节代谢，进而延缓衰老、预防癌症。

鳗鱼中丰富的维生素E可以延缓癌前病变，降低化学致癌剂的作用，尤其对于上皮组织肿瘤有非常好的预防之功。经常吃鳗鱼能预防心血管疾病、肿瘤，还能延缓衰老。

接下来为读者介绍几款鳗鱼的食疗方。

清蒸鳗鱼

食材构成：鳗鱼330克，姜片10克，盐、料酒、味精各适量。

烹调方法：将鳗鱼清理干净后切成片，用盐腌制3小时以上，之后放入姜片，调入料酒、味精，放到蒸锅中，盖盖蒸7～8分钟即可。

食疗功效：补虚养血，祛湿，抗结核，抗癌。

鳗鱼粥

食材构成：鳗鱼1条，大米100克，食盐3克，葱、姜各5克，白胡椒适量。

烹调方法：鳗鱼洗净后切断备用；大米淘洗干净后放入锅中，倒入适量清水熬煮至粥熟，放入鳗鱼段、姜丝，开大火煮沸，之后转成小火继续煮15分钟即可。

食疗功效：防癌抗癌，养肾，补血，美容养颜，抗衰老。

金枪鱼：抑制癌细胞繁殖

金枪鱼是一种大型远洋性重要商品食用鱼，富含不饱和脂肪酸。《英国医学杂志》上发表的一项研究表明，吃脂肪含量高的鱼能将乳腺癌的发生风险降低14%。这项研究调查了超过80万人和2万例乳腺癌，结果发现，爱吃肥鱼的人乳腺癌的发生率较低。

金枪鱼低脂肪、低热量，而且含有优质蛋白质和其他营养素，其所含的不饱和脂肪酸可以缓解发炎等症状，而且能降低胆固醇、降低血脂、提高高密度脂蛋白，预防慢性病和癌症。

金枪鱼中的DHA、EPA可以抑制心血管收缩和血小板凝集，减少心脏里面血栓的形成，预防脑卒中的发生。金枪鱼还能在细胞代谢的过程中抑制前列腺素生长，抑制癌细胞的繁殖或转移。

金枪鱼中丰富的维生素D能降低皮肤癌的发生率，其中丰富的硒元素可以和维生素E结合，有非常好的抗氧化作用，能延缓衰老，预防癌症的发生。

接下来为读者推荐几款金枪鱼食疗方。

金枪鱼寿司

食材构成：米饭500克，金枪鱼罐头1罐，海苔5张，黄瓜1根，胡萝卜1截，食盐、寿司醋各适量。

烹调方法：黄瓜清净后切条；胡萝卜洗净后去皮切条，调入少许盐腌制一会儿至胡萝卜条变软，切成条备用；金枪鱼从罐头里面取出，滤去油；大米淘洗干净后放到电饭锅中蒸好，别蒸太软，蒸好的米饭趁热调入寿司醋，搅拌均匀，晾凉；寿司帘提前放到热水中烫一下，晾干；寿司海苔铺好，取适量米饭均匀地铺到海苔上，之后码上黄瓜条、胡萝卜条、金枪鱼，用寿司帘慢慢卷起，卷时稍微力，一边卷一边借助寿司帘整形，卷好之后用刀切段即可。

食疗功效：防癌，健脾，安神，抗衰老。

金枪鱼沙拉

食材构成：黄瓜、沙拉酱、生菜、柿子椒、金枪鱼罐头各适量。

烹调方法：黄瓜洗净后切片；生菜洗净后撕成小片；柿子椒洗净后掰成小块；分别码放在盘子中，中间放金枪鱼肉，裱上沙拉酱即可。

食疗功效：防癌抗癌，减肥排毒，抗衰老。

三文鱼：降低患癌症概率

三文鱼是西餐中常用的鱼类之一，鳞小刺少，肉色橙红，细嫩鲜美，口感爽滑，能生食，也能烹制菜肴，深受人们的喜爱。三文鱼制成的鱼肝油更是营养佳品。

三文鱼中含有虾红素，可以清除人体中的自由基，对抗脑部和中枢神经系统方面的氧化，能延缓衰老，预防癌症的发生。

三文鱼的ω-3脂肪酸有利于脑部和神经系统发育， 还可以预防血栓的形成、降低血压、减少心脏病和肾病的发生率。ω-3脂肪酸还可以提升免疫细胞识别癌细胞的能力，预防细胞突变，降低罹患癌症的概率。

三文鱼中丰富的维生素D可以有效促进人体对钙的吸收，尤其对于儿童来说，可以促进生长发育。此外，维生素D还可以降低皮肤癌的发生率。

接下来为读者介绍几款三文鱼食疗方。

三文鱼刺身

食材构成：三文鱼100克、黄瓜各100克，生抽、芥末各适量。

烹调方法：黄瓜洗净后切成片；三文鱼处理干净后切成片；取一片三文鱼，上面放黄瓜片，由一边卷向另一边卷好，用一小段牙签从中间串过去固定鱼卷；吃的时候蘸些生抽、芥末即可。

食疗功效：防癌抗癌，助消化，减肥排毒，抗衰老。

清蒸三文鱼

食材构成：三文鱼1块，洋葱半个，香菇2朵，姜1片，蒜2瓣，白糖、酱油、香菜各适量。

烹调方法：三文鱼处理干净后切大块；洋葱洗净切丝；香菇洗净后切片；香菜洗净后切段；蒜切末；姜洗净后切丝；取一个大盘，盘子要稍微深一些，因为蒸鱼时会流出很多汤汁，盘子上铺上一层洋葱丝，之后铺一层香菇片，最上面撒些姜丝；将三文鱼放到洋葱丝、香菇片、姜丝的上面，上锅蒸6～7分钟；取一个干净的小碗，将刚蒸鱼流出来的汤汁倒入碗中，之后放入切好的蒜末，点几滴酱油，调少许白糖，拌匀后淋到三文鱼上，撒少量香菜末即可。

食疗功效：防癌抗癌，降低胆固醇，利尿消食，抗衰老。

沙丁鱼：防止肿瘤的转移

沙丁鱼是常见的食用鱼类，肉质鲜嫩，含脂肪高。主要烹调方法包括：清蒸、红烧、油煎、腌干蒸食等。有关资料介绍，沙丁鱼中含一种具有5个双键的长链脂肪酸，能预防血栓的形成，治疗心脏病。

日本爱知县防癌中心研发一套利用红细胞膜检验脂肪量的方法，发现增加沙丁鱼、青花鱼等不饱和脂肪酸含量丰富的食物的摄入，可以降低患乳癌的发生率。

沙丁鱼中含有丰富的DHP和EPA，可以降低血液胆固醇含量，有效预防心脏冠状动脉硬化等慢性疾病，进而预防癌症的发生。沙丁鱼中的ω-3脂肪酸含量丰富，能改善高脂蛋白血症、冠心病等症，还可以提升某些抗癌药物的活性，减少肿瘤血管生成、减轻炎症、防止肿瘤转移。

沙丁鱼里面丰富的硒元素能降低罹患乳腺癌、前列腺癌的概率，能预防心脑血管疾病的发生。

接下来为读者推荐几款沙丁鱼的食疗方。

洋葱炖沙丁鱼

食材构成：洋葱1个，沙丁鱼4条，油、盐、蒜瓣、蚝油、醋、酱油、料酒各适量。

烹调方法：蒜切片；洋葱洗净后切条；沙丁鱼处理干净后洗净；将锅置于火上，倒入适量油，油热后，放入沙丁鱼两面煎黄；放入蒜片炒香；取一干净的小碗，放入盐、蚝油、醋、酱油、料酒调成料汁倒入锅中，继续炖至熟烂，之后放入洋葱，翻炒均匀即可。

食疗功效：防癌抗癌，软化血管。

浇汁沙丁鱼

食材构成：沙丁鱼400克，青椒、胡萝卜各50克，生姜、香蒜、郫县豆瓣、盐、味精、胡椒粉、花椒、小香葱、植物油各适量。

烹调方法：生姜、蒜瓣切片；胡萝卜洗净后切粒；青椒洗净后斜切成小段；沙丁鱼去鳞、内脏后洗净切段，用生姜、蒜片、料酒、盐腌制；将锅置于火上，倒入适量植物油，油温烧至六成热时放入花椒、姜片、蒜片炒至出香味；腌制过的沙丁鱼清洗干净后放入锅中，开小火煎至金黄；倒入适量清水，调入适量胡椒粉；熬至鱼汤发白；将沙丁鱼捞出摆到盘中；鱼汤盛出；另起油锅，放入郫县豆瓣、胡萝卜、青椒炒至出香，倒入鱼汤，放入小香葱头、混合熬出浇汁，调入少量味精；将熬好的汁淋到摆好盘的沙丁鱼上即可。

食疗功效：防癌抗癌，防止血栓形成。

鹌鹑：抑制癌细胞生长

鹌鹑肉是典型的高蛋白、低脂肪、低胆固醇食物，非常适合中老年和高血压、肥胖、癌症患者食用。从现代医学的角度上说，鹌鹑适合营养不良、体虚乏力、贫血头晕、肥胖症、动脉硬化等症的患者服食。

鹌鹑通常用水煮食，作为小吃或装饰，熏制食用非常美味。鹌鹑因其味道鲜美、质地顺滑而闻名，被中国和日本认为是美味食物。

鹌鹑中富含卵磷脂，能生成溶血磷脂，抑制血小板凝聚，阻止血栓形成，保护血管壁，阻止动脉硬化，预防慢性病，进而预防癌症的发生。

鹌鹑蛋中不仅富含蛋白质、脑磷脂、卵磷脂等营养素，而且还含有赖氨酸、半胱氨酸、苯丙氨酸等，而苯丙氨酸能抑制癌细胞生长，还能降低药物副作用。

接下来为读者介绍几款鹌鹑食疗方。

清蒸鹌鹑

食材构成：鹌鹑250克，葱、姜、料酒、盐各适量。

烹调方法：鹌鹑去皮、内脏后洗净，将洗净的鹌鹑放到盘子内，倒入适量料酒去腥味，之后放上葱姜，调入盐，放到锅中蒸熟即可。

食疗功效：滋补身体，防癌抗癌。

黄芪蒸鹌鹑

食材构成：鹌鹑3只，黄芪30克，食盐3克，枸杞子、生姜各20克。

烹调方法：鹌鹑洗净；枸杞子、黄芪洗净；生姜洗净后切片备用；姜片、黄芪放到碗底，放入鹌鹑、枸杞，调入盐，放到锅上蒸1小时，关火即可。

食疗功效：抑制血小板凝集，健脑，防癌抗癌。

杏仁：杀灭体内癌细胞

杏仁是蔷薇科杏的种子，有甜杏仁和苦杏仁之分，含有蛋白质、脂肪、糖、微量苦杏仁苷等，其脂肪组成主要是油酸、亚油酸。

苦杏仁中含有一种生物活性物质——苦杏仁苷，能进入血液杀灭癌细胞，而且不会伤害健康细胞，所以能改善晚期癌症患者的症状，延长患者生存期。而且苦杏仁中富含胡萝卜素，所以能抗氧化，防止自由基侵袭细胞，预防肿瘤的发生。

甜杏仁中不仅蛋白质含量高，而且还含有大量纤维，能让人减少饥饿感，有助于保持体重。纤维有益肠道组织，而且可以降低肠癌的发病率、胆固醇含量、心脏病危险。

部分学者认为癌细胞里面含大量β－葡萄糖苷酶，该酶可以水解苦杏仁苷产生氢氰酸（HCN）、苯甲醛、葡萄糖。由于癌细胞缺少硫腈生成酶，该酶有对HCN的解毒之功，将HCN转变成无毒的硫腈化物，而正常细胞缺乏β-葡萄糖苷酶，却含有大量硫腈生成酶。根据此理论，苦杏仁苷可以选择性杀死癌细胞，而且几乎不会伤及正常细胞。

苦杏仁苷可以帮助人体中的胰蛋白酶消化癌细胞的透明样黏蛋白膜，让身体中的白细胞更容易接近癌细胞，同时吞噬癌细胞。

有人发现苦杏仁苷类似硫氰化钠（NaSCN）和氰酸钠（NaOCN），可以影响胸腺嘧啶核苷进入肝瘤细胞DNA和肿瘤细胞对磷酸盐和氨基酸的吸收。

杏仁中含有丰富的维生素B_{17}，是一种天然抗癌物质，可以杀灭癌细胞，保护正常细胞免受侵害。杏仁中含有丰富的硒元素，抗氧化性很强，可以消除身体中的自由基，延缓衰老、预防癌症。

癌症患者和术后放疗、化疗的患者非常适宜吃杏仁，可以将杏仁制成饮料或浸泡在水中数次后再食用。杏仁温油炸制最佳。

接下来为读者推荐几款杏仁的食疗方。

绿茶杏仁汤

食材构成：绿茶2克，甜杏仁9克，蜂蜜25克。

烹调方法：将甜杏仁放到锅中，倒入适量清水煎汤，煮沸片刻后，调入绿茶、蜂蜜再煎沸几分钟即可。

食疗功效：清热润肺，解毒祛痰，抗癌，可辅助治疗鼻咽癌、肺癌、乳癌等。

杏仁粥

食材构成：甜杏仁10克，大米50克。

烹调方法：将甜杏仁研成泥状，大米淘洗干净，一同放入锅中，倒入适量清水煮沸，之后用慢火煮烂即可。

食疗功效：止咳平喘，增强机体抗病能力，防癌抗癌。

腰果：降胆固醇又抗癌

腰果营养丰富，可炒菜，也可入药，热量较高，其热量来源主要是脂肪，其次是糖类和蛋白质。经常吃腰果能强身健体、提高机体抗病能力、提升性欲、增加体重等。

腰果含有丰富的脂肪，其中多数为不饱和脂肪能降低胆固醇。腰果含多种微量元素，是强效抗氧化剂，可以消除自由基，进而防癌抗癌。

腰果中丰富的蛋白酶抑制剂能阻碍肿瘤的发展，缩小肿瘤范围，抑制癌细胞转移，阻止恶性组织的扩大和癌细胞生长。

腰果中的维生素E是一种高抗氧化营养素，能提高机体免疫力，延缓衰老，增强体质，预防癌症。腰果所含的维生素A也是良好的抗氧化剂，可以滋润皮肤，维持上皮细胞正常生长，阻止致癌物质损害上皮细胞，有助于防癌。

接下来为读者推荐几款腰果食疗方。

腰果百合炒芹菜

食材构成：西芹200克，腰果20克，百合1个，胡萝卜、盐、白糖、水淀粉、植物油、麻油各适量。

烹调方法：将西芹洗净后切斜片；百合去头后掰成片，放到清水中洗净；锅内倒入适量清水，调入适量盐、食用油，水开后放入西芹、百合，烫1分钟，捞出；锅内倒入适量植物油，放入百合、西芹翻炒片刻，调入半勺盐、少许白糖，倒入少量水淀粉，翻炒收汁，滴两滴麻油，最后撒上腰果即可。

食疗功效：滋阴润燥，排毒抗癌，降低胆固醇。

黄耳腰果瘦肉汤

食材构成：黄耳10克，腰果15克，百合、莲子肉、核桃各20克，无花果6粒，猪瘦肉150克。

烹调方法：黄耳放到清水中浸泡10～12小时，切掉硬实蒂部撕成小朵；瘦肉洗净后切两块放到水中焯一下去肉腥味；将上述食材一同放到锅中，倒入适量清水，开大火煮沸后转成小火继续煲1～2小时，调入少许盐即可。

食疗功效：补益肺气、润肺化痰、滋养强壮，增强肺、脾、肾功能。

栗子：健胃活血防癌变

栗子是中国的特产，被誉为“干果之王”，国外称之为“人参果”。栗子香甜可口，自古就被视为珍贵的果品，属于坚果类，淀粉含量非常高。中医认为栗子有补肾健脾、强身壮骨、益胃平肝之功，所以又说栗子为“肾之果”。

《本草纲目》中指出：“栗治肾虚，腰腿无力，能通神益气，厚肠胃也”。《名医别录》中说“栗，主益气，厚肠胃，补肾气”，反胃、拉肚子、便血、腰脚软弱者，尤其是老年肾虚者均适合吃栗子。

栗子中富含维生素C，有抗氧化、清除体内杂质的作用，有助于机体抗炎、抗氧化，能有效预防癌症，延缓衰老。

栗子中丰富的硒元素有防癌、抗癌的作用，能防治肿瘤。经常吃栗子能增强机体免疫力，有效预防癌症。栗子中丰富的不饱和脂肪酸能降低胆固醇含量，维持动脉血管弹性，进而发挥出良好的抗氧化作用，保护细胞免受自由基破坏，抑制癌细胞生长。接下来为读者推荐几款栗子的食疗方。

栗子黄焖鸡

食材构成：童子鸡500克，鲜栗子250克，蚕豆淀粉3克，猪油50克，白砂糖10克，姜5克，小葱、黄酒、香油各15克，酱油40克。

烹调方法：将栗子用刀切成两半，放入水锅中煮熟后捞出，趁热剥掉壳，放入碗内，取出备用；童子鸡去内脏，洗净去头，切成中等大小的块；炒锅置于火上，烧热，经滑锅后，放入猪油，放葱段煸香，之后倒入鸡块煸炒至外皮紧缩变色后，放入姜、酱油、糖、鲜汤，烧制；烧沸后，开小火焖半至鸡将要酥烂时（大概30分钟），放入栗子一起焖；等到鸡和栗子都酥透后，取出鸡块，鸡皮朝下扣到碗内，捞出栗子，放到鸡上面；用碗把鸡、栗子反扣到汤盘内；将锅内的卤汁收浓，调入湿淀粉勾芡，淋上香油，浇到鸡块上即可。

食疗功效：软化血管，抗衰老，防癌，养肝。

栗子红枣粥

食材构成：栗子110克，红枣70克，大米、冰糖各80克。

烹调方法：大米淘洗干净后倒入砂锅中，倒入适量清水，开大火煮沸，之后转成小火熬煮10分钟，倒入栗子，开大火煮沸，再转成小火继续熬煮20分钟，之后放入红枣煮10分钟，调入适量冰糖，煮至米粥浓稠即可。

食疗功效：健脾益气、养胃、健脑、补肾、壮腰、强筋、活血。

花生：增强免疫抗肿瘤

花生是我国产量丰富、食用广泛的一种坚果，又叫“长生果”“落花生”，营养丰富，含有蛋白质、脂肪、糖类、维生素A、维生素B_6、维生素E、维生素K以及钙、磷、铁等营养成分，还含8种人体必需的氨基酸和不饱和脂肪酸。此外，还含有卵磷脂、胆碱、胡萝卜素、粗纤维等。

美国亚拉巴马州的研究小组最近发现：花生含有的植物化学物质有非常强的抗氧化特性，可以预防癌症、糖尿病、心血管病等。研究人员对煮花生、鲜花生、晒干花生、烤花生中的植物化学物质进行综合分析之后得出这样的结论：煮花生中的防病成分最多。此研究小组负责人表示，水和热量穿透花生的时候能释放出有益化学物质，对花生进行烹调，如炸、烤等，会破坏这些有益成分。水煮花生可以保留花生原有的植物活性物质，如谷固醇、皂角甙、白藜芦醇等，特别是花生里面的谷固醇，能预防大肠癌、前列腺癌、乳腺癌、心血管病等。

美国农业部的实验结果显示：白藜芦醇有非常强的生物活性，不但可以预防癌症，还可以抑制血小板凝集，预防心肌梗死、脑梗死。

花生虽好，但是发霉的花生千万不能吃，发霉花生感染的黄曲霉菌产生的黄曲霉毒素是迄今为止发现的最强的致癌物。而且黄曲霉毒素耐热，即使加热200℃也不能被破坏，并且不能溶于水。

接下来为读者介绍几款花生的抗癌食疗方。

五香花生米

食材构成：花生、胡萝卜、芹菜、植物油、香油、醋、葱段、姜片、香叶各适量。

烹调方法：将花生米拣净，放到温开水中浸泡2小时；胡萝卜、芹菜洗净之后切小丁；锅中倒入足量清水，放入盐、八角、桂皮、葱姜段、香叶，开大火煮沸后转成小火，倒入泡好的花生米继续煮半小时左右，至花生米软烂；锅内滴几滴油，依次放入胡萝卜丁、芹菜丁，开小火继续煮3～5分钟，把煮熟的蔬菜丁、花生米倒入大碗中，调入香油、醋，搅拌均匀即可。

食疗功效：防癌抗癌，润肠通便。

花生豆浆

食材构成：大豆160克，花生米20克。

烹调方法：大豆浸泡发透；将大豆放入豆浆机中，倒入适量清水，放入花生米，盖好盖，开启电源开关，25分钟左右即可。

食疗功效：营养丰富，滋养身体，防癌抗癌。

南瓜子：保护性腺防癌症

南瓜子是南瓜的成熟果实采集出来的种子，洗净晒干即可食用。南瓜子味甘，性平，归胃经和大肠经，有驱虫之功。南瓜子能消除致癌物质亚硝胺的突变作用，有防癌之功，还可以帮助肝、肾功能恢复，提升肝、肾细胞再生能力。

南瓜子的脂肪酸可以帮助前列腺激素分泌，有保护前列腺、消除前列腺肿胀、预防前列腺癌的作用。南瓜子中含甘露醇，可以有效预防便秘，消除身体中的有害物质，预防有毒物质损害正常细胞，进而预防癌症的发生。南瓜子中丰富的锌元素能保护性腺，尤其是男性的前列腺，所以男性朋友可以经常吃南瓜子。南瓜子中所含的维生素A衍生物能降低机体对致癌物质的敏感程度，进而稳定上皮细胞，防止其癌变，可预防肺癌、膀胱癌、喉癌等。

接下来为读者推荐几款南瓜子的食疗方。

炒南瓜子

食材构成：南瓜子100克，盐适量。

烹调方法：将南瓜子洗净后放入锅中，倒入适量清水、盐，开火煮熟，之后将南瓜子和水一同放到炒锅中，开小火煮至水耗干，之后转成小火慢炒，炒南瓜子的时候要经常翻动，炒至表面微焦即可。

食疗功效：预防男性前列腺癌。

南瓜子咸味酥饼

食材构成：低筋面粉100克，黄油55克，南瓜子50克，盐1/2小匙，细砂糖15克，黑胡椒1/4小匙，鸡蛋液20克，花生、核桃各25克。

烹调方法：黄油切小块；将胡椒粉、糖粉、盐、面粉一起混合，放入切块的黄油里面，用手把面粉混合物搓成粗粒状；把20克鸡蛋液倒入面粉中，放入南瓜子拌揉成面团，之后用保鲜膜把面团包裹成长方体，放到冷冻室中冷冻至硬，取出切片，放到烤盘内，烤箱预热170℃，中层上下火15分钟即可。

食疗功效：防癌抗癌，补充营养。

第四章

中药防癌抗癌，常见小草药解决身体大麻烦

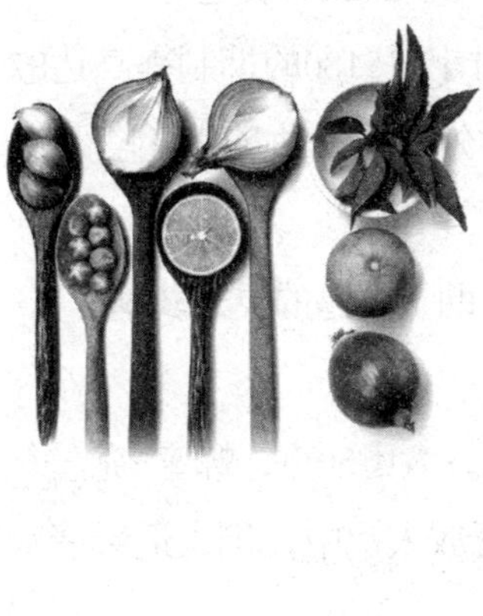

灵芝：滋补强身抗肿瘤

灵芝自古以来被人们所推崇，被誉为“仙草”“瑞草”，有滋补强壮、固本扶正之功，民间传说灵芝能起死回生、长寿不老。

药理和临床研究都表明，灵芝的确能防病治病、延年益寿，古书上也记载着这一功效。现代药理学和临床实践都进一步证明了灵芝的药理作用，而且证实灵芝多糖为灵芝扶正固本、滋补强壮、延年益寿的主要成分。

灵芝主要含有氨基酸、多肽、蛋白质、真菌溶菌酶，糖类、麦角甾醇、三萜类、香豆精甙、挥发油、硬脂酸、苯甲酸、生物碱、维生素B_2、维生素C等以及铬、磷、铁、钙、锰、锌等元素；孢子还含甘露醇、海藻糖。灵芝对人有双向调节作用，能治疗心血管、消化、神经、内分泌、呼吸、运动等各个系统的疾病，特别是肿瘤、肝脏病变，失眠、衰老等。

灵芝子实体柄粗提取物对小鼠S180的抑制率高达87.6%，其成分是多糖、蛋白质。用灵芝热水提取物中分离的多种多糖腹腔注射，能抑制小鼠S180移植性肿瘤。口服没有效果。

接下来为读者介绍几款有助于抗癌的灵芝药膳。

灵芝大枣汤

食材构成：灵芝15～20克，大枣50克，蜂蜜5克。

烹调方法：将灵芝、大枣放入锅中，倒入适量清水煎汁，取煮液2次，合并之后调入蜂蜜继续煮沸即可。

食疗功效：对肿瘤细胞有抑制作用，能防治癌症。

灵芝黑白木耳汤

食材构成：灵芝、黑木耳（云耳）、白木耳（银耳）各6克，蜜枣6枚，猪瘦肉200克。

烹调方法：将黑木耳、银耳一同放到温水中泡发，洗净之后放到锅内，倒入适量清水，之后放入灵芝、蜜枣，浸泡半小时左右；猪瘦肉洗净之后切片，放入锅中，开火煮沸，之后转成小火继续煮1小时即可。

食疗功效：滋补肺、胃，活血润燥，强心补脑，防癌抗癌，降血压，降血脂，预防冠心病。

莲子：抑制癌细胞突变

莲子是睡莲科植物莲的干燥成熟种子，有补脾止泻、止带、益肾涩精、养心安神之功。经常用来治疗脾虚泄泻、带下、遗精、心悸失眠等症。

莲子有抑制癌细胞突变之功，非常适合癌症患者服食，尤其是化疗之后的患者。莲子有很强的抗氧化性，可以抑制癌细胞生长，提升心脏血管功能。

莲子含生物碱，可以提升抗氧化酶活性以及身体抗氧化功能，尤其适合放、化疗之后体质虚弱的患者食用。生物碱可以抑制癌细胞生长，预防肿瘤复发。

莲子中的单宁有较强的抗癌活性，能抑制癌细胞生长，还能收敛黏膜血管、缓解出血症状，以及癌症患者放化疗期间出现的不适，减轻黏膜受损。

宋代《图经本草》中有记载："莲子捣碎和米作粥饭食，轻身益气，令人强健。"因此，凡癌症患者及放疗化疗后身体衰弱者，都适合经常食用莲子。近代药理学研究表明，莲子中的氧化黄心树宁碱能抑制鼻咽癌。妇女子宫癌赤白带下者，可以取莲子（去心）、芡实（去壳）各60克，用适量糯米熬粥，调红糖服用。肺癌患者低热、干咳以及放、化疗后身体虚弱者，可取莲子、百合、山药、银耳、冰糖一同煮食。

莲子还有养心安神之功，能提升记忆力、助眠，帮助患者缓解由于治疗而导致的精神不振、抑郁伤身。接下来为读者推荐几款莲子的药膳方。

莲子芡实糯米粥

食材构成：芡实15克，红糖30克，莲子50克，糯米150克。

烹调方法：莲子去芯扒瓣，和芡实一同洗净，倒入600毫升清水，浸泡半小时；糯米洗净备用；将上述原料一同放到锅内，开大火烧沸，之后转成小火熬煮20分钟即可。

食疗功效：久服对妇女子宫癌赤白带下病有奇效。

八宝莲子

食材构成：莲子50克，银杏、板栗、橘饼、苹果、香蕉、蜜枣各25克，白糖、湿淀粉各适量。

烹调方法：将银杏、板栗、香蕉、苹果、蜜枣、橘饼切成莲子大小的丁，放入锅中，倒入适量清水，调入白糖，烧沸后用湿淀粉勾芡，翻炒均匀即可。

食疗功效：调补五脏、保健强身，适用于病后体虚、年老体衰、各种气血不足之证；经常食还可抗衰防老、延年益寿。

百合：抑制癌细胞增殖

百合又叫“强蜀”“番韭”“山丹”“倒仙”“重迈”“中庭”“摩罗”“重箱”“中逢花”“百合蒜”“大师傅蒜”“蒜脑薯”“夜合花”等，可食部分是很多鳞片抱合而成的鳞茎，是良好的保健食品。

百合味甘、微苦，性微寒，入心经和肺经，有养阴润肺、清心安神之功，能治疗阴虚久嗽、痰中带血、热病后期、余热未清，或情志不遂导致的虚烦惊悸、失眠多梦、精神恍惚、痈肿、湿疮等症。

百合含蛋白质、糖类、维生素、钙、鳞、铁，尤其含秋水仙胺等类似的植物碱，可以抑制癌细胞增生。临床上对白血病、肺癌、皮肤癌、鼻咽癌、乳腺癌、宫颈癌等都有不错的疗效。此外，秋水仙碱还可以抑制癌细胞增殖。

百合的滋阴润燥之功非常好，非常适合放疗之后出现口干心烦、津液匮乏、干咳少痰等症的患者。如果用鲜百合熬汤，或是用百合和粳米一同熬粥，适量调入糖或蜂蜜，经常服食可润肺生津，而且能增强体质、抑制肿瘤细胞生长、缓解放疗副反应。

百合有宁心安神之功，用百合和生地熬汤适合癌症患者由于思虑过度而出现的心情烦躁、夜寐不安、精神恍惚、食欲不振等。

取适量的百合和白糖一同捣烂后敷在患处，能治疗皮肤癌破溃出血，渗水者也可采用此方。

接下来为读者推荐几款百合的药膳方。

百合炖梨盅

食材构成：皇冠梨1个，百合2粒，枸杞子适量。

烹调方法：将皇冠梨削皮1/4切掉做盖子，挖去心；将百合洗净后一部分放到梨盅内，剩余部分放到碗内；取2/3的老冰糖放入梨盅内，剩下的1/3放到碗中；将洗净的枸杞倒入梨盅内；取1汤勺水倒入梨盅内，盖好梨盖子，放到锅中炖10分钟左右即可。

食疗功效：润肺，清火，安神，清热降火生津，润肺化痰止咳，防癌抗癌。

西芹南瓜炒百合

食材构成：南瓜500克，百合2个，西芹1棵。植物油、盐、鸡精各适量。

烹调方法：西芹洗净后去掉老筋；南瓜去掉皮、瓤后切成薄片；百合洗净后掰开，焯水备用；将锅置于火上，倒入适量清水，水沸后放入南瓜焯水，再沸后捞出，把焯好的南瓜沥干水分；另取一锅，倒入适量植物油，油热后放入西芹翻炒，西芹炒至断生后放入南瓜一同翻炒，南瓜炒熟之后放入百合，调入盐、鸡精，翻炒均匀即可。

食疗功效：健脾胃，解除油腻，强身健体，防癌抗癌。

当归：提升免疫又抗癌

当归是伞形科多年生草本植物当归的根。当归味甘、辛，性温，归肝经、心经和脾经，有补血、活血、止痛、润肠之功。

将当归挑去杂质之后洗净，焖润，稍凉到内外湿度适宜的时候，将其切成片状晒干。酒当归：取当归片，取黄酒喷淋均匀，稍焖，之后放到锅中用微火炒，取出晾凉即可。

当归能用来治疗消化道肿瘤、白血病、宫颈癌、乳腺癌等多种肿瘤和中晚期肿瘤患者有血虚征象者；能治疗血虚诸证，经常和黄芪搭配使用，如当归补血汤；能治疗痈疽疮疡，可以排脓消肿、活血止痛，经常和银花、赤芍、山甲等配伍；可治疗血虚便秘、虚寒腹痛、跌打损伤。每次取10～15克，放入锅中水煎。

当归被广泛应用在各种肿瘤，特别是妇科肿瘤上，非常适合气血停滞、瘀血凝聚的患者。血虚羸瘦的中晚期癌症或手术、放疗、化疗后正气虚弱的患者，也可以用当归来扶正抗癌。

当归中含挥发油、脂肪油、维生素B_{12}、维生素E、蔗糖等，体外筛选有抑制肿瘤之功，其抑制率在50%～70%。当归热水提取物能诱导干扰素产生活性。当归对子宫有双向调节之功，能抗维生素E缺乏症。当归流浸膏对动物实验性心房纤颤有治疗之功。当归还能补血活血，用量大能活血，偏重免疫抑制；用量小能养血，偏重免疫促进。

接下来为大家介绍几款有防癌抗癌之功的药膳。

当归煮鸡蛋

食材构成：鸡蛋2个，当归9克。

烹调方法：将当归洗净后放入锅中，倒入适量清水，放入煮熟去壳用针刺了很多小孔的鸡蛋，熬煮至水剩1碗就可以了。每天服2次，吃蛋喝汤。

食疗功效：补气血，调经，适合血虚气滞型闭经。有抗缺氧、调节机体免疫力、抗癌、护肤美容、补血活血、抑菌、抗动脉硬化之功。

当归炖穿山甲肉

食材构成：当归15克，川芎6克，穿山甲肉50克。

烹调方法：将上述材料洗净之后放到砂锅中，开大火煮沸，之后转成小火隔水炖2小时，喝汤吃肉和人参。

食疗功效：气滞血瘀型乳腺癌。

人参：对抗肿瘤功效强

人参是多年生宿根草本，主根高30～60厘米，肥厚，肉质，黄白色，圆柱形或纺锤形，下稍有分枝，根状茎短，直立。

人参是五加科多年生草本植物人参的根，味甘、微苦，性温，归脾经和肺经，可大补元气、补脾益肺、生津止渴、安神增智。

人参适合各种中晚期癌症患者服食，经常用其治疗肺气虚、气虚欲脱、气虚血亏导致的心神不安、失眠多梦等症。每次取5～10克，可以用小火煎汁，也可以将其研成末后吞服，每次1～2克，每天2～3次。

人参中含人参皂苷、挥发油、人参酸、各种氨基酸、肽类、葡萄糖、果糖、蔗糖、果胶等物质以及维生素B_1、维生素B_2、烟酸等。实验证明，人参里所含的多种皂苷、人参糖、人参挥发油都有抗肿瘤之功。人参皂苷对小鼠肉瘤

S180有抑制作用，人参能显著减慢癌前病变、早期癌发展速度。人参多糖可以抑制小鼠艾氏腹水癌细胞增殖，延长S180小鼠存活时间。人参皂苷Rh2可以有效抑制黑色素瘤（B76）细胞的生长，而且呈浓度依赖性变化。人参不仅能抗肿瘤，还能增强其他物质的抗肿瘤功效。体内实验表明，人参多糖和环磷酰胺同用有明显的协同抗肿瘤作用。

含人参皂苷的制剂可以减轻抗癌药物的毒性，能防治放射性疾病。人参可以提升网状内皮系统的吞噬功能，同时刺激机体再生；人参花皂苷在体外实验中对天然杀伤细胞NKC-IFN-IL-2调节网起正调节作用，能提升T细胞和巨噬细胞功能，这些都有助于抗癌，人参有“适应原”样作用，能提升机体对各种有害刺激的防御之功。人参可以兴奋中枢神经系统，加速神经冲动之传导，促进大脑皮层兴奋和抑制过程的平衡，因此可以提升条件反射、提高分析功能、减轻疲劳。人参对代谢有影响，可以降血糖、调节胆固醇、抑制胆固醇血症的出现，可以改善消化功能、提升食欲，促进蛋白质核糖核酸合成，可以显著抗利尿作用、对抗过敏。

接下来为大家介绍几款有防癌抗癌之功的药膳。

人参鸡汤

食材构成：童子鸡1只，人参、糯米、干枣、蒜、食盐、胡椒粉各适量。

烹调方法：将鸡处理干净后放入砂锅中，倒入适量清水，和人参、糯米、干枣、蒜、一同放入锅中炖煮至熟，煮好之后调入胡椒、盐即可。

食疗功效：防癌抗癌，软化血管，增强体质，养胃补血。

红枣人参汤

食材构成：红枣20枚，人参9克。

烹调方法：红枣洗净后去核，放入砂锅中；人参洗净后切薄片，放入砂锅中；将锅置于火上，倒入适量清水，开大煮沸，之后放入红枣、人参片，盖盖煮2小时即可。

食疗功效：安眠助眠，补血养气，防癌抗癌。

党参：预防肿瘤反突变

党参味甘，性平，有补中益气、止渴、健脾益肺、养血生津之功。党参能治疗脾肺气虚、食少倦怠、咳嗽虚喘、气血缺乏、面色萎黄、心悸气短、津伤口渴、内热消渴等症，还能改善懒言短气、四肢乏力、食欲下降、气虚、气津两虚、气血双亏、血虚萎黄等。

党参的水煎剂、水煎酒浸或水浸沉剂、提取液可以提升机体免疫力，遏制肿瘤发生，还能反突变、预防肿瘤、增强化疗。

党参有广泛的药理作用，能提升机体抵抗力和免疫功能，进而遏制肿瘤发展。100%党参水煎剂、水浸酒溶剂或水浸沉剂给小鼠灌胃给药，每天每只1毫升，连给5天，在事先腹腔注入1%淀粉1毫升活化的条件下，可显著提高小鼠腹腔巨噬细胞对鸡红细胞的吞噬率和吞噬指数，吞噬活力的提高和剂量呈量效关系。有报道指出，党参提取液对正常免疫状态下小鼠免疫增强作用不显著，但对免疫受抑状态小鼠可以显著增强淋巴细胞转化、抗体形成细胞功能，能提高血凝抗体滴度水平，提示党参在身体中根据机体不同免疫状态，能起免疫调节作用。

党参中含皂苷、生物碱、糖类、淀粉等，动物实验表明，党参对肿瘤有抑制的作用，党参中的菊糖是免疫佐剂，可以提高腹腔巨噬细胞吞噬能力、提升机体免疫力、促进机体造血功能，对抗放、化疗导致的白细胞减少。

接下来为大家介绍几款有防癌抗癌之功的药膳。

党参鸡汤

食材构成：鸡肉500克，党参20克，食盐、植物油、姜各适量。

烹调方法：鸡肉洗净后切好；锅中倒入适量植物油，油热后放入姜爆香，之后放入鸡肉炒至鸡肉变黏，转而放入砂锅中，放入党参，倒入适量清水，炖

2小时，即将出锅的时候调入适量食盐即可。

食疗功效：防癌抗癌，强身健体，补血安神。

党参桂圆兔肉汤

食材构成：党参20克，桂圆50克，兔肉200克，植物油、盐各适量。

烹调方法：将兔肉洗净之后切成小块；党参煎取汁液；将锅置于火上，倒入适量植物油，油热后放入兔肉翻炒至熟，倒入适量清水，放入桂圆肉、党参的滤液，之后熬煮至肉汤熟，调入盐即可。

食疗功效：适用于胃癌气血两虚者，对化疗放疗而致的白细胞下降也有提升之功。

三七：协助提高药疗效

三七是五加科多年生草本植物三七的根，又叫“金不换”“血参”“参三七”“田七”“田三七”等。研究表明，三七可以改善心血管系统功能，加速消除运动性疲劳、增强体质，而且对肿瘤患者有效。

三七能化瘀止血、活血定痛，不仅能止血，还能散瘀，止血而不留瘀，化瘀而不会伤及正气，是血证良药。

我国历来就有“药食同源”的说法，根据三七有抗癌、增强免疫功能的作用，把它做成药膳，生活中应用在放、化疗患者身上，用于辅助治疗，可以抑制其复发、扩散。可以根据患者的生活习惯和饮食嗜好，用三七为其烹调药膳，能协助提高药物疗效，非服药期间遵从医嘱选择药膳，以防治肿瘤。

三七中的三七总皂苷是三七中提取的活性有效成分，有活血祛瘀、通脉活络之功，可以对抗血栓的形成，有效预防高血压、高脂血症等慢性疾病，还能预防癌症的发生。

接下来为读者推荐几款三七的药膳方。

淮杞三七汤

食材构成：淮山药32克，三七17克，枸杞子26克，桂圆肉25克，猪排骨300克，食盐、胡椒粉各适量。

烹调方法：将三七、山药、枸杞子、桂圆肉一同放到纱布袋中，扎紧袋口之后和洗净的猪排骨一同放入锅中，倒入4碗清水，先开大火煮沸，之后转成小火炖煮2～3小时，调入盐、胡椒粉调味，煎煮至3小碗，每次服1小碗，吃肉喝汤，每1～2天吃1次。

食疗功效：生血补血，开胃健脾，适用于胃恶性淋巴瘤肿块增大迅速并且舌下有暗紫质者。

三七香菇汤

食材构成：三七10克，香菇15～30克，雌鸡300克，大枣10～20颗，油、盐、姜丝、蒜泥各适量。

烹调方法：三七洗净后切成薄片；香菇洗净后放到温水中泡发；鸡处理干净后备用；大枣洗净后去核；将三七、香菇、大枣、姜、蒜一同放到鸡腹中，之后将鸡放入锅中，倒入适量清水，开小火炖煮，至鸡肉熟烂的时候放入油、盐调味，吃肉喝汤，每天服1次。

食疗功效：化瘀止血，活血定痛，适用于鼻腔恶性肿瘤各期。

茯苓：增强抗癌药效用

茯苓是多孔菌科真菌的干燥菌核，主要寄生在松树根部，野生或栽培，主要产地是云南、安徽、湖北、四川等地。多在7～9月份采挖，挖出之后去掉泥沙，堆置“发汗”后，摊开晾至表面干燥，再“发汗”，重复上述操作至出现皱纹、内部水分大部分蒸发后，阴干，即为“茯苓干”；将鲜茯苓按不同部位切制，阴干，分别叫作“茯苓块”“茯苓片”。

茯苓味甘、淡，性平，归心经、脾经和肾经，有利水渗湿、健脾安神之功。能治疗各类中晚期肿瘤以及肿瘤放、化疗之后，配合多种其他药物使用。还能用来治疗脾虚证。每次取15～30克，水煎服即可。

茯苓之中含β-茯苓聚糖、三萜类化合物乙酰茯苓、茯苓酸等。此外，还含树胶、蛋白质、脂肪、甾醇等。动物实验表明，茯苓次聚糖对小鼠肉瘤S180的抑制率高达96.88%。羧甲基茯苓多糖对小鼠移植性肿瘤V14有较强的抑制作用。茯苓素对小白鼠细胞L1210细胞的DNA有合成抑制之功，并且抑制作用会随着剂量的增大而增大，还能明显抑制L1210细胞的核转运，对DNA聚合酶无抑制作用，对胸苷激酶有抑制作用，不过抑制程度比核苷转运抑制小，对抗癌药物有增效之功。研究表明，茯苓实是一种能提升人体免疫功能的多糖物质。除此之外，茯苓还可利尿、抗菌、降血糖。

接下来为大家介绍几款茯苓的防癌抗癌药膳。

茯苓杏仁奶茶

食材构成：茯苓粉、杏仁粉各50克，牛奶250毫升，蜂蜜适量。

烹调方法：将茯苓粉倒入锅内，用凉开水化开，加入杏仁粉，煮5分钟之后倒入牛奶，关火，调入适量蜂蜜即可。

食疗功效：防癌，安神，利水渗湿，益脾和胃。

茯苓清蒸鳜鱼

食材构成：鳜鱼150克，茯苓15克，盐2克，味精1克，大葱、姜各5克。

烹调方法：鳜鱼宰杀后去鳞、内脏，清洗干净；葱洗净后切段；姜洗净后切片；鳜鱼加茯苓、葱段、姜片、盐、味精一同放到锅内蒸至熟烂即可。

食疗功效：防癌抗癌，气血双补，调养脾胃。

紫苏：抑制癌细胞增生

紫苏嫩叶营养丰富，富含蛋白质、脂肪、可溶性糖、膳食纤维、胡萝卜素、维生素B_1、维生素B_2、维生素C、钾、钙、磷、铁、锰、硒等成分，紫苏叶里面还含有紫苏醛、紫苏醇、薄荷酮、薄荷醇、丁香油酚、白苏烯酮等，气味独特、芳香，能防腐。

紫苏可食用其嫩叶，生食或做汤均可，紫苏的种子中富含蛋白质、谷维素、维生素E、维生素B_1、亚麻酸、亚油酸、油酸、甾醇、磷脂等成分，还能治疗咳逆、痰喘、气滞、便秘等症。经过研究发现，紫苏的各个部位都有不错的抗癌作用，而且能消炎、镇静、强心、利尿、提升免疫力、降血脂、抑制癌细胞生长。

紫苏中含紫苏醇，能抑制多种毒素繁殖，而且能对抗肿瘤，抑制癌细胞增生，进而达到杀菌、防癌、抗癌的目的。紫苏醇有一定的香味，而且伴随着木香和花香，这种味道能舒缓神经，消除紧张。

接下来为读者推荐几款紫苏的药膳方。

金枪鱼紫苏饼

食材构成：金枪鱼罐头1罐，紫苏4片，红椒、黄椒各半个，蘑菇5个，甜玉米半袋，洋葱半个，鸡蛋2个，食盐、咖喱粉、黑胡椒、植物油各适量。

烹调方法：将金枪鱼、紫苏、红黄菜椒、蘑菇、玉米粒、洋葱放到粉搅碎机中搅碎后取出，用纱布挤干里面的水分；鸡蛋打散入碗内，放入挤干水分的食材里面，调入盐、咖喱粉、黑胡椒粉搅拌均匀；将平底不粘锅置于火上，倒入适量植物油，将搅拌好的食材摊成饼煎熟即可。

食疗功效：开胃，抗衰老，软化血管，防癌抗癌，通便排毒。

紫苏黄瓜

食材构成：黄瓜2根，紫苏1把，蒜2瓣，红尖椒1个，食盐、酱油、菜油各适量。

烹调方法：黄瓜洗净后切片；紫苏洗净后摘叶备用；蒜切成末；将锅置于火上，倒入适量菜油，烧热后放入黄瓜，仔细排开，两面煎黄后调入盐，之后放点辣椒圈、蒜末，再放入紫苏，翻炒至入味，调入适量酱油即可。

食疗功效：软化血管，养肝，降压降脂。

桂圆干：养血安神又抗癌

桂圆就是我们平时所说的龙眼，有鲜品和干品之分，是龙眼晒干了的成熟果实，性平，味甘，含硫胺素、核黄素、烟酸、抗坏血酸等化学成分，有益气补血、安神定志、养血安胎之功，适用于失眠健忘、脾虚腹泻、精神不振等症。

干桂圆中丰富的维生素A、维生素E有抗氧化之功，可以降低癌症的发生概率。而且桂圆肉呈黑色，含不同程度能促进脑神经细胞健康的植物性化合物，能促进泌尿系统健康，以及皮肤、黏膜组织的修复。所以，经常用在放、化疗患者红细胞下降期间，患者的疲倦和虚弱症状可以得到减轻。可以和花生同煮，或是与红枣、糯米同烹，能改善患者软弱无神。经常食用桂圆干，能辅助患者改善身心不适。处在白细胞生长期的患者适当服食桂圆干是非常好的，能为人体提供大量的营养成分，而且有锌、镁的供给，所以能减轻或复原神经末梢麻痹感。

动物实验表明，桂圆对JTC-26肿瘤的抑制率高达90%以上。临床上给癌症患者口服桂圆粗制浸膏，其症状改善90%，延长寿命效果约80%。而且，桂圆水浸剂（1：2）在试管中对奥杜盎小芽孢癣菌有抑制作用。

接下来为读者推荐几款桂圆干的食疗方。

龙眼猪髓汤

食材构成：龙眼肉50克，带髓猪脊骨、乌鱼各500克，盐适量。

烹调方法：将龙眼去壳后取肉，清洗干净；带髓猪脊骨洗净后剁碎；乌鱼处理干净后洗净、切块；上料一同放到锅中，倒入适量清水久熬，放盐调味即可。

食疗功效：补益强壮，增强机体抵抗力，适用于癌症手术后身体虚弱和年老体衰者服食。

五味子桂圆粥

食材构成：五味子5克，大米100克，桂圆8个。

烹调方法：大米淘洗干净后放入锅中；桂圆去皮后洗净，放入锅中；五味子洗净后放入锅中，倒入适量清水，开大火煮沸，之后转成小火继续熬煮至熟烂即可。

食疗功效：防癌，强身健体。

生地黄：提升免疫抗肿瘤

生地黄适用于温热病后期、邪热伤津者。生地黄的有效抗癌成分是地黄多糖，对肉瘤、肺癌、黑色素瘤、肝癌等多种小鼠移植瘤都有显著的抑制作用，而且能调节免疫功能，提升免疫细胞对癌症的杀伤作用。并且，生地黄可以提升白细胞、血小板数量，进而提高机体免疫功能，抑制癌细胞生长。

接下来为读者推荐几款生地黄的药膳方。

海带生地绿豆瘦肉汤

食材构成：海带30克，生地18克，绿豆猪、瘦肉各100克，陈皮3克，食盐适量。

烹调方法：将海带泡发后清洗干净，切丝；猪肉、陈皮分别洗净后切丝；和生地、绿豆一同放到砂锅中，倒入适量清水，开小火煲2小时，调入少量食盐即可。

食疗功效：海带有化痰、清热之功；生地可养阴清热；绿豆可清热解毒、除湿；陈皮可行气润燥、化痰；猪瘦肉有滋阴养血，润泽皮肤之功。上述材料搭配应用，可清热解毒、除湿、滋阴养颜。

生地黄酸枣仁粥

食材构成：酸枣仁10克，生地黄15克，大米100克。

烹调方法：酸枣仁洗净后捣碎；生地黄洗净之后切成小块，把酸枣仁和生地黄一同放入沸水锅中煎煮，过滤留汁；大米洗净后放到清水中浸泡半小时左右；将锅置于火上，放入大米，倒入适量清水，开大火烧沸之后转成小火，继续熬煮至粥成，放入酸枣仁、生地黄汁，开小火继续熬煮至粥熟即可。

食疗功效：提升机体免疫力。

土茯苓：滋阴祛邪抗肿瘤

土茯苓是百合科植物光叶菝葜的干燥根，主要生长在山坡或林下，入药部分是其干燥后的根茎，经常在夏、秋二季采挖。

土茯苓味甘、淡，性平，有解毒、除湿、通利关节之功。《本草纲目》中说其能“健脾胃，强筋骨，去风湿，利关节，止泄泻，治拘挛骨痛，恶疮痈肿，解汞粉银朱毒。”现代研究发现，土茯苓之中含生物碱、挥发油、己糖类、肉酸、植物甾醇、琥珀酸、胡萝卜苷等多种成分，能抗炎、抗迟发型超敏反应、抗棉酚毒性、预防动脉粥样硬化，对感染钩端螺旋体的豚鼠有一定的保护作用，能治疗多种疾病。

土茯苓经常用于食疗保健，每次取其干品50～100克，和鱼、肉、骨等食材搭配在一起煲汤，适合各类人群饮用，有强身治病之功。和乌龟一起煲汤，滋阴清热解毒，滋阴的同时补腻，扶正的同时祛邪，适合疮疡肿毒、阴虚有邪的肿瘤患者服食。

接下来为大家推荐几款土茯苓的防癌抗癌药膳方。

土茯苓蜜饮

食材构成：土茯苓、薏苡仁等份，蜂蜜适量。

烹调方法：将土茯苓和薏苡仁分别拣去杂质，洗净晒干或焙干，研成细末，瓶装备用。每次取药末30克，用沸水冲调成糊状，稍凉后调入适量蜂蜜，拌匀即可。

食疗功效：清热解毒、健脾抗癌，适用于各类癌症患者服食。

土茯苓猪肝汤

食材构成：土茯苓、野棉花根各15克，猪肝100克，料酒、葱、姜末、精盐、味精各适量。

烹调方法：将土茯苓和野棉花根一同放到砂锅中，倒入适量清水，开大火煮沸，烹入料酒，之后转成小火煨煮30钟，加入葱、姜末、精盐、味精，搅拌均匀，继续煨煮至沸即可。

食疗功效：适用于湿毒内积，阴血虚亏的癌症患者。

土茯苓红萝卜汤

食材构成：土茯苓、生薏仁各80克，红萝卜500克，冰糖适量。

烹调方法：将土茯苓和生薏仁洗净后一同放入瓦煲中，倒入适量清水，先开猛火煮沸，之后转成中火继续煮1小时左右，调入适量冰糖即可。

食疗功效：清热解毒、滋阴润燥、利尿去湿，可用于皮肤癌。

冬虫夏草：减少癌变发生率

冬虫夏草为麦角菌科植物冬虫夏草的子座及其寄生蝙蝠蛾科昆虫绿蝙蝠蛾幼虫的尸体。冬虫夏草又叫“虫草”，是民间常用的名贵滋补药材，营养成分比人参高，能入药，也能配合其他食材制成药膳，营养价值非常高。

冬虫夏草味甘，性温，归肺经和肾经，有益肾补肺、止血化痰之功。主要用来治疗肺癌、肺转移癌、纵隔肿瘤、淋巴癌、白血病、鼻咽癌以及久病咳喘、咯血、阳痿遗精、腰酸腿痛等症。每次取冬虫夏草5～10克，水煎服，或入丸或散剂。

冬虫夏草之中富含脂肪、蛋白质、粗纤维、糖类、脂肪中含饱和脂肪酸和不饱和脂肪酸、冬虫夏草素、虫草酸等。药理实验表明，冬虫夏草有防癌抑癌之功。虫草的水提物和醇提物都能明显抑制S180、小白鼠肺癌（Lewis）、小白鼠乳腺癌（MA737）等肿瘤的生长。虫草醇提取物对小白鼠前胃鳞状上皮增生有治疗之功，能减少其癌变发生率，可以抑制小鼠Lewis克隆形成。虫草素菌素对艾氏腹水癌、人鼻咽癌细胞均有抑制作用。除此之外，虫草酒精浸出液对结核杆菌、肺炎球菌等也有抑制作用。虫草多糖皮下注射，对小鼠网状内皮系统和腹腔巨噬细胞吞噬功能都有激活的作用，抑制T淋巴细胞排斥反应，有非特异性刺激免疫反应，进而提升机体抗癌能力。

接下来为读者介绍几款有助于抗癌的冬虫夏草药膳。

冬虫夏草海参汤

食材构成：冬虫夏草6克，海参150克，虾肉若干，调料适量。

烹调方法：将冬虫夏草洗净后放入锅中，倒入适量清水稍煮后，和海参、虾肉一同开小火煨熟，调味即可。

食疗功效：补虚，抗癌。

冬虫夏草人参大枣汤

食材构成：冬虫夏草、生晒参各15～30克，大枣30颗。

烹调方法：将上述材料分别洗净后放入锅中，倒入适量清水煎至大枣酥烂即可。

食疗功效：此方利于改善肿瘤患者生活质量。

山药：补脾养胃防癌抗癌

山药能补脾养胃、提高免疫力、抗衰老，是薯蓣科植物薯蓣的根茎，味甘，性平，归肺、脾、肾三经，是平补肺脾肾的佳品，也是餐桌上的常见菜肴。山药中含有微量元素锗，有机锗Ge-132能抑制癌细胞转移，而且有抗癌增效活性。山药水浸液能促进干扰素生成、增加T细胞数量，能提升白细胞环磷酸腺苷水平，抑制肿瘤细胞增殖和唾液酸酶，对突变细胞有产生抑制的倾向。

山药块茎中富含多糖，能刺激、调节人体免疫系统，所以经常作为增强免疫功能的保健品食用。山药多糖对环磷酰胺导致的细胞免疫抑制有对抗作用，可以让被抑制的细胞免疫功能部分或全部恢复正常。山药还可以提升白细胞吞噬功能。

山药的吃法多样，可将山药和大米、小米、红枣等熬成杂粮粥；或将山药研细磨粉后和米粉混合，用沸水冲服；还可以将山药蒸熟之后做成蓝莓山药食用。不过提醒大家注意一点，山药虽然好，但并不适合大便燥结、肠胃积滞者食用。

接下来为读者介绍几款山药食疗方。

清炒四色山药

食材构成：山药200克，胡萝卜半根，西芹100克，木耳、食盐、鸡精、蒜、香油、植物油各适量。

烹调方法：山药去皮切成片，放到沸水锅中焯烫，盛出；胡萝卜洗净后去皮；鲜黑木耳洗净后撕成小朵；西芹去掉表面的筋膜后切成细片；将胡萝卜、木耳放到热水中烫至将熟，放入西芹稍微烫一下，盛出；锅中倒入少量植物油，放入蒜片爆香，再放入焯烫过的所有材料和少量水快速翻炒均匀，调入适量盐、鸡精、香油即可。

食疗功效：防癌抗癌，减肥排毒，安神补血。

五彩山药

食材构成：山药、胡萝卜、荷兰豆、玉米、红甜椒各100克，食盐、鸡精、葱、蒜、生抽、水淀粉、白糖、黑胡椒粉、植物油各适量。

烹调方法：将胡萝卜、红甜椒洗净后切成豌豆大小的粒；削掉山药皮，改刀切成豌豆大小的粒，将山药粒置于流水下，洗掉大部分黏液；将锅置于火上，倒入适量清水，水沸后，倒入各种配料粒汆烫2分钟左右；捞出，放到流水下冲洗1遍；将锅置于火上，倒入适量植物油，油热后爆香葱蒜末，倒入各种配料粒翻炒2～3分钟，调入盐、鸡精、糖、生抽、黑胡椒粉，最后用淀粉勾薄芡即可。

食疗功效：防癌抗癌，清热去火。

白血病实用中药房

白血病是血液的恶性肿瘤，主要特点是白细胞某个系统过度增生，同时浸润到身体中的各种组织、脏器，尤其是肝、脾、淋巴结，周围血液里面经常出现各种幼稚的白细胞，白细胞总数经常增多，伴随着严重的贫血和明显的出血倾向。

白血病的发生多与环境因素，以及机体的遗传、代谢、免疫等有关。从中医的角度上说，此病的发生还和七情过度、肝脾损伤导致的虚劳，日久气滞血瘀结成痰核而为本虚标实之症有关。急性白血病多出现在儿童身上，发病急，病程短，发热，口腔溃烂，有严重贫血、普遍出血。慢性白血病的发病缓慢，最开始并没有特殊不适，后期表现比较复杂，主要包括疲乏无力、饮食减少、消瘦、头晕、头痛、面色苍白无华，或发热出汗，或腹胀腹痛，或颈腋、腹股沟等部位有包块等。

接下来为大家介绍几个有助于缓解病情的中药方剂。

马鞭草茶饮

方剂构成：马鞭草、葵树子、白花丹根各10克，白花蛇舌草、夏枯草各15克，白糖30克。

制法用法：将上述药材洗净后放到砂锅中，倒入适量清水；将砂锅置在大火上烧沸，之后转成小火继续煎煮25分钟，关火，过滤留汁，在汁液中调入白糖，搅拌均匀即可。每天3次，每次喝150克。

方剂功效：止血，祛瘀。适合白血病患者饮用。

川芎猪殃殃

方剂构成：川芎、板蓝根、铁扁担各15克，猪殃殃48克，罂粟壳6克。

制法用法：将上述药材洗净后放入锅中，倒入适量清水煎服。或制成浸膏压片服用，每天服4次。

方剂功效：治疗白血病。

当归治急性白血病

方剂构成：川芎10克，麦冬15克，当归、丹参、赤芍、沙参各20克，山豆根30克，板蓝根、山慈姑各50克。

制法用法：将上述药材洗净后一同放入锅中，倒入适量清水煎服。每天1剂。

方剂功效：养血活血，清热解毒。适用于急性白血病。

川芎菟丝子汤

方剂构成：肉桂、炮姜各3克，牛膝、茯苓、阿胶各9克，菟丝子15克，补骨脂24克，当归头、熟地黄、白术各30克，首乌60克，川芎90克。

制法用法：将上药材洗净后放入锅中，倒入适量清水煎汁。每天1剂，分2次服用。

方剂功效：益气养血，扶正抗癌。适用于白血病。菟丝子、黄芪等都是补血补气药，易燥热，如果服药期间出现大便秘结，应减少用量，防止上火，加重病症。

酒制鳗鱼

方剂构成：鳗鱼500克，黄酒500毫升，食醋、精盐各适量。

制法用法：将鳗鱼剖腹去内脏，洗净后放到锅中，倒入黄酒和食醋，开小火炖至熟烂，调入少量精盐，每天食用。

方剂功效：补虚损，活血止血。适用于白血病，便血兼消瘦、低热等。鳗鱼营养丰富，有补虚养血、祛湿、抗结核等功效，适合久病、虚弱、贫血、肺结核等患者服食。

鼻咽癌实用中药方

鼻咽癌指的是发生在鼻咽黏膜的恶性肿瘤。鼻咽癌生长于鼻腔后方的鼻咽部，位置比较隐蔽，最初发病的时候没有明显症状，所以常常被人们忽视。多数患者是由于发现颈部肿块或其他转移症状后到医院就诊才发现自己患上了鼻咽癌，导致失去了最佳的治疗时机。所以，一定要警惕鼻咽癌的早期信号，做到早期诊断、及早治疗。鼻咽癌的早期信号包括：鼻腔出血、单侧鼻塞、单耳部症状、偏头痛、单侧口眼㖞斜、颈部肿块等。

鼻咽癌多发于鼻咽顶部，其次是侧壁、咽隐窝，有时会多发。鼻咽癌可呈结节型、菜花型、浸润型、溃疡型四种形态，结节型最为常见，其次是菜花型，早期局部黏膜粗糙，轻度隆起。浸润型鼻咽癌黏膜可完好，癌组织于黏膜下浸润生长，导致原发癌未被发现前已发生颈部淋巴结转移。

接下来为大家介绍几个有助于缓解病情的中药方剂。

马勃治鼻咽癌

方剂构成：马勃9克（包煎），射干15克，开金锁、七叶一枝花各30克。

制法用法：将上述药材一同放入锅中，倒入适量清水煎汁。每天1剂。

方剂功效：解毒、利咽、抗癌。适用于鼻咽癌。

板蓝根半枝莲治鼻咽癌

方剂构成：半枝莲、板蓝根、白花蛇舌草各30克，茜草15克，辛夷、山豆根各12克，薄荷、白芷、苍耳子、荆芥、防风各10克。

制法用法：将上述药材洗净后放入锅中，倒入适量清水煎服。每天1剂。

方剂功效：治鼻咽癌。病变初期，鼻塞流涕，鼻涕中偶有血丝，舌苔薄白，脉浮。

北沙参芦根治鼻咽癌

方剂构成：生石膏、北沙参、芦根各30克，天花粉20克，麦门冬15克，玄参、金银花、知母、连翘各12克。

制法用法：将上述药材洗净后放入锅中，倒入适量清水煎汁。每天1剂。

方剂功效：治鼻咽癌热毒伤阴或放射治疗出现鼻咽部干燥，多饮不解渴，大便干，舌红无津，苔厚腻，脉细数。

白山桃花汤

方剂构成：当归、赤芍、川芎、桃仁、白芷各5克，蚤休、山豆根各10克，生姜3片，红枣5枚。

制法用法：将上述药材洗净后放入锅中，倒入适量清水煎煮，取药汁。每天1剂，分2次服用。

方剂功效：活血化瘀，解毒消肿。适用于鼻咽癌，症见头痛鼻塞，舌紫暗或有瘀点，脉沉涩。如果白细胞下降，加鸡血藤、黄芪、枸杞子；如果口干咽燥，加沙参、玄参、生地黄；如果神疲乏力，加党参、白术、怀山。

郁金蜂房汤

方剂构成：生甘草3克，山豆根、全蝎、蜂房各10克，柴胡、辛夷、苍耳子各12克，郁金、当归各15克，白芍20克，丹参、瓦楞子各30克，仙鹤草、料姜石各60克。

制法用法：将上述药材洗净后放入锅中，倒入适量清水煎煮2次，过滤取汁。每天1剂，分2次空腹服用。

方剂功效：疏肝解郁，清热解毒，化瘀止血，软坚散结。适用于鼻咽癌，症见头痛眩晕、胸胁胀痛、烦热鼻塞、涕中带血、口臭咽干、舌暗紫或有瘀斑、苔白或黄、脉弦。如果口干咽燥，加沙参、麦冬、生地黄；如果食欲下降，加山楂、莱菔子；如果头痛较重，加蔓荆子、川芎。

食管癌实用中药方

食管癌是发生在食管黏膜的一种恶性肿瘤，主要发生在中年以后的男性身上。其致病因素尚不明确，可能与长期进食含亚硝胺类化合物的食物有关。早期症状包括：吞咽不畅，好像有东西梗塞胸口，胸前作痛；咽部有异物感或进食后胸颈部哽噎不适，之后慢慢发展成咽下困难。

中医将食管癌列入“噎膈”“反胃”“关格”“癥积”等范畴。在食管癌治疗方面，中国的传统医学经验丰富，除药物疗法以外，还包括针灸、气功、药膳等疗法。这些方法的疗效是可以肯定的，不良反应非常少，在缓解症状、提高生存质量等方面均有较大优势。

接下来为大家介绍几个有助于缓解病情的中药方剂。

六神丸

方剂构成：六神丸10～15粒。

制法用法：空腹用温开水送服，每天服4次，一个星期为1疗程，连用4个疗程。

方剂功效：解毒、散结，适用于治疗食道癌。可改善病情，缩小肿瘤。

鳖胆汁

方剂构成：活鳖（甲鱼）1只。

制法用法：将鳖洗净后放到砂锅或铝锅的沸水中，水量要能淹没鳖，煮5～10分钟，取出胆囊挤出胆汁。如果鳖在500克以下，胆汁1次服用；500克以上的，胆汁分成2次服用。通常每天服1次，空腹内服。

方剂功效：适用于癌症晚期常见的顽固性和持续性剧烈疼痛，有止痛效果。甲鱼是温补品，对身体虚弱、阴虚者均有疗效。甲鱼苦胆有清凉降温之功，甲鱼的血、胆汁为上等的滋补佳品，配合白酒饮用能消毒杀菌，效果更佳。

党参代赭石

方剂构成：干姜、甘草、细辛各6克，五味子10克，旋复花、大黄各12克，清半夏20克，代赭石25克，党参30克。

制法用法：将上述材料洗净后一同放入锅中，倒入适量清水煎服。

方剂功效：适用于食道癌。本方能明显改善食道癌症状、减轻患者痛苦、延长生命，通常连续服用3～6剂就能见效。

壁虎陈小米

方剂构成：壁虎1条，陈小米6克，黄酒适量。

制法用法：将壁虎和陈小米一同炒黄，研末，分成3次服完。每天服1～2次，用适量黄酒送服。

方剂功效：适用于食管癌。壁虎中含抗肿瘤成分，体外实验发现其水溶液能抑制人体肝癌细胞呼吸。

凤仙丸

方剂构成：凤仙花120克，酒适量。

制法用法：凤仙花酒浸3昼夜，晒干研成细末，酒丸如绿豆大，每次服8丸，用温酒送服。

方剂功效：适用于噎食（食管癌）者。凤仙的种子味苦、辛，性温，有小毒，有破血、消积、软坚、散结之功，能治疗噎膈、症瘕积聚、骨鲠、经闭等病症。

肺癌实用中药方

肺癌又叫“原发性支气管癌”，为常见的肺部原发性恶性肿瘤。肺癌可分为管内型、管壁浸润型、球块型、弥漫浸润型四类。常见症状包括：持久性咳嗽、胸痛、痰中带血、气短、喑哑、发热、乏力、消瘦等。体征特点：锁骨上淋巴结肿大，呼吸短促，胸廓变形，有压痛点，肺脏病灶区叩诊浊实，听诊异常，杵状指，舌紫暗，舌苔厚腻。其病机为六淫外邪，内犯于肺，或痰毒瘀邪，内结于肺，阻滞气机，宣肃失司，肺脉瘀阻，痰湿不化，瘀毒内结，正气耗伤，脏腑耗损，阴阳俱亏。中医认为应当从益气养血、健脾补肾着手治疗，扶正祛邪，攻补兼施。

接下来为大家介绍几个有助于缓解病情的中药方剂。

南北沙参治肺癌

方剂构成：小蓟炭10克，栝楼皮、大贝、桑白皮各15克，半枝莲20克，鱼腥草、天冬、麦冬、仙鹤草、南北沙参、白花蛇舌草各30克。

制法用法：将上述药材洗净后放入锅中，倒入适量清水煎汁，每天1剂。

方剂功效：养阴清热，软坚散结。适用于肺癌阴虚内热型。

白及粉止肺癌咯血

方剂构成：白及、花蕊石、川贝母各3克，三七15克。

制法用法：将上述药材一同研成极细粉，每次服1包。

方剂功效：止咯血。白及能治疗痤疮、体癣、疤痕等皮肤病，还能收敛止血、消肿生肌。

大蒜艾叶治肺癌

方剂构成：百部、木瓜、生姜、陈皮、甘草各9克，艾叶18克，大蒜20瓣。

制法用法：将上述药材洗净后一同放入锅中，倒入适量清水煎汁，每天1剂。

方剂功效：祛痰止咳，健胃止呕。适用于肺癌咳嗽剧烈、胸疼气短、咳脓样痰等症。

竹叶青蒿治肺癌发热

方剂构成：竹叶9克，青蒿15克，太子参30克。

制法用法：将上述药材洗净后放入锅中，倒入适量清水煎汁。每天1剂。

方剂功效：退热止痛。适用于肺癌性发热。

红参田三七治肺癌

方剂构成：五味子、天竺黄、海马、生南星、陈皮各100克，田三七、红参、穿山甲、淫羊藿、浙贝母、射干各200克，巴戟天、破故纸、龟板、黄芪、菟丝子、威灵仙、金樱子、茯苓各400克，生半夏、七叶一枝花各300克。

制法用法：将上述药材一同研为细末，炼蜜为丸，每丸10克左右，每次1丸，每天服3次。

方剂功效：解毒化痰，散结。适用于肺癌。

胃癌实用中药方

胃癌是常见的消化道癌肿之一，发病率、死亡率均居癌类之首位。中医将胃癌列入“反胃”“噎膈”“症瘕积聚”等范畴，指发生在贲门、胃体、幽门部胃黏膜上皮和肠道上皮的恶性肿瘤。癌症比较严重的时候会表现出消瘦、乏力、精神不振、贫血、恶心、呕吐等症状。癌肿部位靠近贲门或幽门的时候还会出现梗阻症状，也经常呕血、排黑便。预防胃癌首先要做的就是关注自己的饮食，改善饮食习惯，不酗酒，不吸烟，少吃盐腌、烟熏食品，避免在情绪欠佳时进食，避免吃霉变食品，避免高盐饮食，避免吃烫食，避免暴饮暴食，避免过快进食，避免进食粗糙食物；多喝茶，多吃新鲜果蔬，多喝鲜牛奶。

接下来为大家介绍几个有助于缓解病情的中药方剂。

大枣白茅根

方剂构成：白茅根、车前草各15克，藤梨根、半枝莲、棉花根各60克，大枣3枚。

制法用法：将上述药材一同放入锅中，倒入适量清水煎汁。每天1剂。

方剂功效：解毒化瘀，益气健脾。

党参仙鹤草

方剂构成：炙甘草5克，生白术10克，党参、七叶一枝花各15克，石见穿18克，仙鹤草、生薏仁、白花蛇舌草、白英各30克。

制法用法：将上述药材洗净后一同放入锅中，倒入适量清水煎服，每天1剂。

方剂功效：益气健脾，消症散结。适用于胃癌。

生黄芪生梨根

方剂构成：枳壳赤芍、白术、白芍各10克，枸杞12克，神曲、焦楂、白蚤休各15克，苡仁、云苓、生黄芪、煅瓦楞、女贞子各20克，喜树果、白花蛇舌草各30克，白英40克，生梨根60克。

制法用法：将上述药材洗净后一同放入锅中，倒入适量清水煎服。每天服1剂。

方剂功效：扶正、消瘀。适用于胃癌术后不能化疗者，可长期服用。

三七麝香丸

方剂构成：蚤休、冰片、川乌、三七、元胡、黄药子、芦根各100克，麝香30克，大蒜汁适量。

制法用法：将上药一同研成细末，炼蜜为丸，每丸6克，每次服1丸，每天服2次。

方剂功效：破祛散结，解毒化积。适用于胃癌。三七性温，味甘微苦，止血散瘀，消肿定痛，有活血止血养血、抗肿瘤之功。三七中所含的三七皂苷、β-榄香烯、微量元素硒等均有抗癌活性。

灵芝蜜酒

方剂构成：灵芝50克，蜂蜜100克，白酒1000毫升。

制法用法：将灵芝洗净后和蜂蜜一同浸泡到酒中，密封20天后饮用。每天服2次，每次服15毫升。

方剂功效：清凉舒喉，消暑祛风。灵芝能减少放疗和化疗的副作用，如疲劳、食欲减退、脱发、白细胞减少、容易感染等。而且还可延长癌症患者的生存时间、减少癌转移。此外，灵芝还可预防癌症复发。

金橘散

方剂构成：金橘、广木香、雄黄、母丁香、好朱砂、巴豆（去油）、没药、乳香各等分。

制法用法：将上述药材研成细末。每次服9～12克，空腹用温开水冲服，每天服3次。

方剂功效：理气降胃，活血散积。适用于胃癌患者，表现出反胃、脘腹撑胀、不欲饮食，或上腹积块、质硬疼痛，或如刺如割、拒按、舌苔薄白或略白腻、脉弦。金橘中含黄酮，是一种抗氧化剂，能和化疗相结合，集中病源细胞的同时除掉它们，提升化疗的疗效。

肝癌实用中药方

肝癌的死亡率仅次于胃癌、食道癌，是第三大常见恶性肿瘤。肝癌最初期发病症状并不明显，晚期的主要表现包括：肝痛、乏力、消瘦、黄疸、腹水等。临床上通常采取西医手术、放化疗和中药结合的治疗方法，但是晚期患者由于癌细胞扩散而导致治愈率下降，所以要做到肝癌的早期发现、早期诊断、早期治疗。首先要做好肝癌的预防工作，坚持“管水、管粮、防肝炎”的肝癌预防七字方针。

接下来为大家介绍几个有助于缓解病情的中药方剂。

蟾蜍治肝癌

方剂构成：大蟾蜍1只。

制法用法：将蟾蜍剥去皮，刺破皮棘，反贴肝区，20天后取下。若皮肤起泡，可涂甲紫，同时服蟾皮粉，每次1克。

方剂功效：解毒、消肿、强心、止痛，适用于肝癌。蟾蜍能治恶疮、杀虫、消疳，主治恶性肿瘤。

党参炙黄芪

方剂构成：甘草6克，水红花子、莪术、赤芍、夏枯草、广郁金各10克，女贞子12克，党参13克，炙黄芪15克，白花蛇舌草、石见穿各30克。

制法用法：将上述药材洗净后放入锅中，倒入适量清水煎服。每天1剂。

方剂功效：滋阴清热，补气舒肝。适用于气阴两亏，肝郁气滞型、原发性肝癌。

炮山甲治肝癌

方剂构成：红花6克，桃仁、青皮、炮山甲、郁金、广木香、白芍各12克，制鳖甲30克。

制法用法：将上述药材洗净后放入锅中，倒入适量清水煎服。每天1剂。

方剂功效：活血化瘀，软坚散结，适用于肝癌。

雄黄治肝癌

方剂构成：朱砂、五倍子、雄黄、山慈姑各等份。

制法用法：将上述药材一同研成极细粉，吸入疗法，每次取少量。

方剂功效：解毒化瘀、消症散结，适用于肝癌。

玳瑁龟板治肝癌

方剂构成：蟾酥2克，露蜂房、邪胆子各9克，龟板、玳瑁、海藻各15克。

制法用法：将上述6味药一同研成细末。每次1克，每天早、晚各服1次。

方剂功效：清热解毒、软坚消结，治疗原发性肝癌。

肠癌实用中药方

大肠癌是一种发生在直肠、结肠的恶性肿瘤，包括结肠癌、直肠癌、肛管癌三部分，直肠癌的发病率最高。临床症状会因为癌瘤类型和部位的不同而不同，除腹部不适和腹痛外，右侧结肠癌以全身症状、贫血、腹部肿块为主要症状；左侧结肠癌以肠腔梗阻、排便紊乱为主要症状；直肠癌以排便习惯改变、粪便带血、黏液为主要表现。

中医上称此病为“肠癌”，其病机可能和过食肥甘、霉变食物有关，也可能是受大肠慢性病变的长期刺激发生恶变形成的。

接下来为大家介绍几个有助于缓解病情的中药方剂。

黑木耳无花果

方剂构成：木贼草6克，白茶花、黑木耳、地棉草、地榆、荠菜花各9克，血见愁12克，甜瓜子、无花果、墓头回各15克。

制法用法：将上述药材洗净后放入锅中，倒入适量清水煎服。每天1剂。

方剂功效：清肠解毒，理血止血。适用于直肠癌。

红藤治肠癌

方剂构成：白槿花、草河车、苦参、白头翁各9克，红藤15克，半枝莲30克。

制法用法：将上述药材洗净后放入锅中，倒入适量清水煎服。每天1剂。

方剂功效：清热解毒，利湿活血。适用于大肠癌患者。

厚朴苍术治肠癌

方剂构成：厚朴、甘草、佩兰、苍术各9克，肉蔻10克，太子参、白术、茯苓各12克。

制法用法：将上述药材洗净后放入锅中，倒入适量清水煎服。每天1剂。

方剂功效：健脾止泻。适用于直肠癌术后泻下不止者。

海藻水蛭散

方剂构成：海藻30克，水蛭、壁虎各15克。

制法用法：将上述三味药焙干后研成细末。分10包，每天服1～2包，用黄酒冲服。

方剂功效：逐瘀破血，清热解毒。适用于肠癌患者。

金银花藤饮

方剂功效：白糖30克，半枝莲、金银花藤、龙葵各50克，白花蛇舌草100克。

制法用法：将白花蛇舌草、龙葵、半枝莲、金银花藤洗净后放到砂锅中，倒入适量清水；将砂锅置于大火上烧沸，之后转成小火煎煮25分钟，关火，过滤取汁，在汁液中调入白糖，搅匀即可。每天3次，每次服150毫升。

方剂功效：清热解毒，散结消肿。适用于直肠癌患者。

乳腺癌实用中药方

乳腺癌的发病率也是比较高的，指的是起源于乳腺导管上皮和乳腺小叶的恶性肿瘤，多发生在40～60岁绝经前后的女性，极少发生在男性。早期症状包括：乳房内可摸到无痛肿块。常见症状包括：乳腺肿块(60%左右)，乳房疼痛(约占20%)，乳房皮肤、轮廓、乳头的改变(约占14%)，乳头溢液（约占6%）。

从中医的角度上说，乳腺癌主要为因情志失调、肝郁气滞，或冲任失调、气血不畅、经络阻塞，积滞在乳房导致，所以又叫“乳岩”。

接下来为大家介绍几个有助于缓解病情的中药方剂。

蜂穿不留汤

方剂构成：露蜂房、穿山甲各9克，石见穿、王不留行、莪术、黄芪、当归各15克，三七粉（分2次吞服）3克。

制法用法：将上述药材（除三七粉外）一同放入锅中，倒入适量清水煎取其汁，用其汁服三七粉，每天服1剂。

方剂功效：破血逐瘀，扶正祛邪，解毒活络，软坚散结。适用于乳腺癌。

紫花茄治乳腺癌溃烂

方剂构成：紫花茄鲜叶适量。

制法用法：将茄叶晒干或烘干，研成细末，过筛装瓶高压消毒。用的时候取药末撒在癌的溃疡面上，覆盖两层消毒纱布。每天用药1～2次。换药的时候用淡茶水或生理盐水洗掉创面污物，之后换药。上药的时候要将药末撒在腐肉最多的创面，不能撒在新鲜肉芽或正常皮肤黏膜上，防止诱发湿疹和皮炎。恶臭已除，渗液停止，创口腐肉脱落或清除干净的时候要停止上药，否则容易导致创面扩大，诱发疼痛和充血水肿。

方剂功效：清热解毒，消炎生肌。适用于乳腺癌创面溃烂。

河豚卵子猪殃殃治乳腺癌

方剂构成：河豚卵子适量，猪殃殃30克。

制法用法：将河豚卵子捣烂，猪殃殃煎取汁液，将捣碎的河豚卵子外敷乳房患处，之后配合内服猪殃殃煎汁。

方剂功效：解毒，消肿，镇痛，散结。适用于乳腺癌。

海马治乳腺癌

方剂构成：大海马1只，蜈蚣6只，炮山甲45克，黄酒适量。

制法用法：将上药焙干后研成细末。每次取1克，每天3次，用黄酒冲服。

方剂功效：散结消肿，通络活血。适用于乳腺癌。

八角莲汤治乳腺癌

方剂构成：八角莲、黄杜鹃各25克，紫背天葵50克，白酒500毫升。

制法用法：将前3味洗净后切碎，放到布袋中，置于容器里面，加入白酒，密封。浸泡7天后，过滤留汁。每天1次，随量饮用。

方剂功效：清热解毒，活血散瘀。适用于乳腺癌等。

宫颈癌实用中药方

宫颈癌指的是发生在宫颈阴道部或移行带的鳞状上皮细胞和颈管内膜的柱状上皮细胞交界处的恶性肿瘤。本病是女性生殖器官上最常见的恶性肿瘤，根据病理的不同可以将其分成糜烂型、结节型、菜花型、空洞型。临床上的主要特征包括：阴道分泌物增多、出血、疼痛等。中医将此病列入“癥瘕”的范畴，其病机可能是早婚、早育、慢性宫颈疾病、病毒感染等致胞脉和冲任脉等气滞血瘀或痰湿阻滞，导致腹内结块，久而久之发生恶变。

接下来为大家介绍几个有助于缓解病情的中药方剂。

酸石榴汁

方剂构成：酸石榴半个。

制法用法：捣汁，顿服。每天服2次，连服7~10天。

方剂功效：适用于宫颈癌阴道出血、心烦口渴者。酸石榴味酸、性温，有止渴、涩肠、止血之功。能治疗津伤燥渴、滑泻、久痢、崩漏、带下等病症。

蜈蚣全蝎治宫颈癌

方剂构成：蜈蚣3条，全蝎6克，柴胡9克，香附、白芍、茯苓各15克，海藻、当归、半枝莲、昆布、续断、白花蛇舌草各24克。

制法用法：将上述材料洗净后放入锅中，倒入适量清水煎汁。每天1剂。

方剂功效：消胀祛痛，活血止带。适用于宫颈癌。

丹参胶治宫颈癌

方剂功效：制白蔹、粉甘草、制乳香、皂角刺各10克，丹参、黄芪各15克，南沙参、紫花地丁、海螵蛸粉、楮实子、制龟板、蒲公英、东阿胶（另融化分冲）各30克，白花蛇舌草、蜂蜜各60克。

制法用法：除东阿胶和蜂蜜外，剩下的药洗净后放入锅中，倒入2700毫升清水，煎至900毫升，去渣，调入蜂蜜熬至阿胶烊化，分成2日6次服，30剂为1疗程。

方剂功效：败毒去腐，托里排脓，养血滋阴，抗癌。适用于宫颈癌。

鱼鳞治子宫癌及乳房癌

方剂构成：鲫鱼鳞、鲤鱼鳞、黄酒各适量。

制法用法：将2种鱼鳞放入锅中，开小火稍加水熬成鱼鳞胶。每服30克，用温酒兑水化服。方剂功效：适用于子宫癌、乳房癌、血友病。

雄黄白矾粉

方剂构成：硇砂3克，麝香15克，藤黄、大黄、轻粉、桃仁各30克，白矾、雄黄、冰片、官粉、五倍子各60克。

制法用法：将上药一同研细末外用，每个星期用2次，用线绒球蘸药粉塞到阴道宫颈癌病灶处。

方剂功效：敛疮消肿，活血化瘀。适用于宫颈癌。

豆根贼骨粉

方剂构成：冰片3克，乌贼骨、山豆根、文蛤、枯矾各6克，麝香16克。

制法用法：将上述药材一同研成细末，混合均匀。用的时候先以蛇床子30~50克水煎冲洗患处，干净后上药粉少量，每天1次。

方剂功效：清热解毒，生肌去腐。适用于宫颈癌。

子宫肌瘤实用中药方

子宫肌瘤又叫“子宫平滑肌瘤”，是女性生殖器最常见的一种良性肿瘤。此病多没有症状，少数会表现出阴道出血、腹部触及肿物和压迫症状等，如发生蒂扭转或其他情况时可能会诱发疼痛，最常见的是多发性子宫肌瘤。从中医的角度上说，不良情绪很容易导致子宫肌瘤，发病主要为气滞、七情内伤、肝失条达、血行不畅滞于胞宫导致的，主要表现包括：下腹痞块，按之或移，痛无定处，时聚时散，精神抑郁，胸胁胀痛。防治子宫肌瘤的时候一定要做好情绪的调节工作，同时选择一些行之有效的效方剂进行调养。

接下来为大家介绍几个有助于缓解病情的中药方剂。

海藻生牡蛎

方剂构成：海藻、昆布、海浮石、山慈姑各12克，夏枯草15克，生牡蛎30克。

制法用法：将海浮石、生牡蛎打碎后放入锅中先煎，之后放其他药材。每天1剂，早晚各服1次。20天为1疗程。连服3～6个疗程。

方剂功效：治疗月经失调，经量增多。主治子宫肌瘤。

消瘤蛋

方剂构成：鸡蛋2枚，壁虎5只，莪术9克。

制法用法：将上述材料放入锅中，倒入400毫升清水共煮，等到蛋熟后剥皮再煮。吃蛋，每天晚上服1次。

方剂功效：散结止痛，祛风定惊。适用于气滞血瘀型子宫肌瘤。

桂枝茯苓丸

方剂构成：黄檗6克，茯苓、丹皮、桂枝、赤芍、鳖甲、桃仁、祈艾、青皮、卷柏、续断、黄芪各10克，生牡蛎30克。

制法用法：将上药一同研成细末，炼蜜成丸，每丸重10克。每天服3次，每次服1丸，连服至病愈。

方剂功效：主治子宫肌瘤。

核桃承气汤

方剂构成：甘草、芒硝各6克，桂枝12克，桃仁、大黄各24克。

制法用法：将上述药材放入锅中，倒入适量清水煎煮2次，取药汁200毫升。每天1剂，分2次服用。

方剂功效：破血下瘀，清瘀热。适用于子宫肌瘤。

党参白术汤

方剂构成：甘草9克，牛膝、茯苓各15克，白术24克，党参、三棱各30

克，莪术60克。

制法用法：将上述中药材洗净后放入锅中，倒入适量清水煎汁。每天1剂。

方剂功效：益气健脾，祛瘀通络。主治子宫肌瘤。

膀胱癌实用中药方

膀胱癌是膀胱移行上皮细胞的恶性肿瘤，主要发生在膀胱底部或侧壁，经常无病尿血、尿频，导致血块堵塞，剧痛难忍。此症发生在40～60岁的中、老年人身上，男性的发病率比女性高，病因尚不明确。临床上以血尿为主要症状，最初症状是血尿，而且多数是肉眼血尿，以间歇性、无痛性血尿为主。甚则合并尿频、尿急、尿痛，或并发膀胱炎，晚期可能会出现尿中有腐肉样物质排出，或排尿困难，出现急性尿潴留、尿毒症、体重减轻、消瘦、贫血等。中医将其列入“溺血”“血淋”“癃闭”的范畴。

治疗本病应当注意扶正祛邪，标本兼顾，分别采用清利湿热、凉血通淋，解毒化瘀、清热通淋，补益肾气、收敛摄血，滋阴降火、利尿通淋等方法。必要的时候还可配合手术、化疗、放疗、电烙、冷冻等方法来提高疗效。本病早期多是无痛性血尿，一经发现尿血可检查确诊，应当作到早发现、早诊断、早治疗。本病早期通常预后良好，中、晚期者的预后大多不良。

接下来为大家介绍几个有助于缓解病情的中药方剂。

木通治膀胱癌尿血

方剂构成：木通、牛膝、生地、天门冬、麦门冬、五味子、黄檗、甘草各3克。

制法用法：将上述药材洗净后放入砂锅中，倒入适量清水煎汁。每天服1剂。

方剂功效：清热、利湿、止血。适用于膀胱癌尿血。

石苇治膀胱癌

方剂构成：绿茶3克，石苇25克，赤茯苓、冰糖各30克。

制法用法：将石苇、赤茯苓放入锅中，倒入500毫升清水煎5分钟，之后入冰糖和绿茶浸泡3分钟，每天2次分服。

方剂功效：治膀胱癌、尿频、血尿、舌质红、苔黄、脉沉数者，有清热解毒、利湿通淋之功，缓解、巩固疗效。

知柏银蓟治膀胱癌

方剂构成：琥珀末（吞服）1.5克，山萸肉3克，大蓟、知母、蒲黄炭、泽泻、小蓟、黄檗6克，银花各9克，生地12克。

制法用法：将上述药材除琥珀末后放入锅中，用水煎汁，用其送服琥珀末，每天1剂。

方剂功效：滋阴解毒，清热利湿。适用于治膀胱癌。

千金藤治膀胱癌

方剂构成：千金藤（鲜品25克）10克，车前子（包）15克。

制法用法：将千金藤、车前子一同放入锅中，倒入适量清水煎服，每天2次。

方剂功效：清热解毒。适用于膀胱癌。

木通天门冬治膀胱癌尿血

方剂构成：牛膝、木通、天门冬、生地、五味子、黄檗、麦门冬、甘草各3克。

制法用法：将上述药材洗净后放入锅中煎汁，每天1剂。

方剂功效：清热，利湿，止血。适用于膀胱癌尿血者。

第五章

因人制宜：患者体质不同，饮食调理亦应区别对待

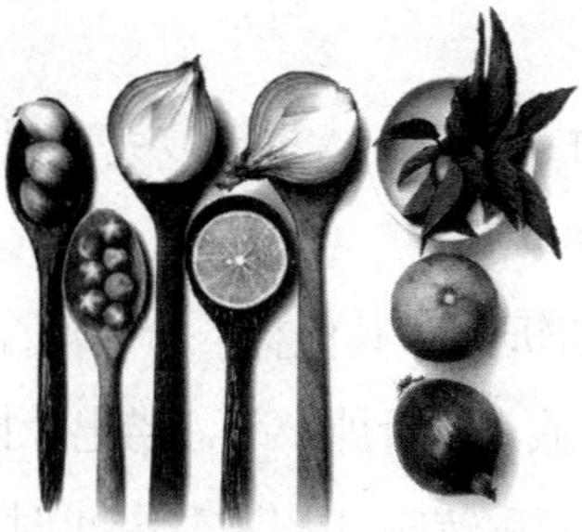

气虚体质癌症患者的饮食调理

气虚体质者易感冒、胃下垂，说话的时候没有力气，而且常常出虚汗，呼吸短促，浑身疲乏没有力气。很多癌症患者有气虚体质，主要临床表现包括：体倦乏力、心悸食物少、面色苍白、声音低怯，稍微活动出汗就会更加严重。如果是中晚期的癌症患者，各种症状都会加重，或者伴随着气短懒言、咳喘无力、食少腹胀、大便溏泻、脱肛、子宫脱垂、心悸怔忡、精神疲惫、腰膝酸软、尿频、男子滑精早泄、女子白带清稀等。

饮食上应当多吃些粳米、糯米、黄米、山药、籼米、莜麦、马铃薯、大枣、香菇、豆腐、鸡肉、兔肉、牛肉、鲢鱼等。

接下来为气虚体质的癌症患者推荐几款有助于调节体质改善病情的膳食食方。

淮山汉果排骨汤

食材构成：淮山药、玉竹、莲子、大枣各17克，罗汉果3克，薏苡仁、枸杞子各9克，桂圆11克，排骨300克。

烹调方法：将排骨洗净后斩件，其他材料分别洗净后装到纱布袋中，扎紧袋口；锅中倒入适量清水，放入排骨焯一下，捞出；排骨和药袋一同放入煲中，倒入适量清水，开大火煲开后转成小火继续煲3小时，调味即可。

食疗功效：适合肺癌导致的阴虚燥咳、呛咳无痰或仅有少量白色泡沫样黏痰等。

黄芪炖母鸡

食材构成：黄芪120克，母鸡1只，葱、姜、蒜、大料、盐各适量。

烹调方法：将母鸡去掉毛和内脏之后清洗干净，将黄芪放到母鸡腹内缝合，之后把母鸡放入锅中，倒入适量清水，加入葱、姜、大料、盐同炖。

食疗功效：黄芪有补气升阳、益卫固表之功，可以补脾肺之气。黄芪配母鸡能充分发挥补气扶正的功效。

冬菇鸡肉玉米羹

食材构成：鸡肉80克，冬菇5个，玉米棒40克，葱1根。

烹调方法：将冬菇放到清水中泡软，洗净后切碎；葱洗净后切碎；玉米棒洗净后切片；鸡肉放到沸水锅中煮3分钟左右，捞出，沥干水分；玉米放到沸水锅中，开慢火煮5分钟，之后放入鸡粒、冬菇粒，继续煮3分钟，放入葱花调味即可。

食疗功效：适合胃癌气虚、食欲下降、胃腹隐痛的患者服食。

气郁体质癌症患者的饮食调理

气郁体质者通常比较瘦，常常闷闷不乐，无缘无故叹气，易心慌、失眠。乳腺癌、卵巢癌患者多为此类体质。临床上常表现出：面色苍暗或萎黄，平时性情急躁，易激动，或忧郁寡欢，胸闷不舒，乳房、小腹胀痛，月经不调，痛经；或咽中梗阻，如有异物；或颈项瘿瘤；或胃脘胀痛，泛吐酸水，呃逆嗳气；或腹痛肠鸣，大便泄利不爽。

饮食上，应当适当多吃些行气食物，如佛手、橙子、韭菜、大蒜、刀豆、香橼等。

接下来为气郁体质的癌症患者推荐几款能够调节体质缓解病情的膳食食方。

鳖甲薏米粥

食材构成：鳖甲15克，薏苡仁、核桃枝各30克，佛手9克。

烹调方法：将鳖甲、佛手、核桃枝一同放到清水中煮，熬煮至水还剩一半时关火，用过滤掉药渣的汤汁与薏苡仁一同熬粥。调入蜂蜜，每天或隔天吃1次。

食疗功效：鳖甲有软坚散结之功，与薏苡仁、佛手、核桃枝搭配在一起即可健脾疏肝、理气解毒。

白芥子甲鱼汤

食材构成：白芥子、苏子各12克，莱菔子15克，鲜海带50克，活甲鱼350克，清水鸡汤适量。

烹调方法：将苏子、莱菔子、白芥子装到纱布袋内，扎紧袋口；海带洗净泥沙后切成小方块；活甲鱼宰杀放血，除掉内脏、爪甲，将其背壳、腹板剔除，留下裙边，之后把甲鱼肉切成小块备用；将甲鱼块放到砂锅内，加入葱姜蒜、胡椒、黄酒、盐等调味品，加入鸡汤、水，开大火煮沸甲鱼汤，5分钟后转成小火褒至甲鱼、海带烂熟即可。

食疗功效：白芥子性味辛温，入肺经，有通经络利气机、散寒痰、消肿痛之功，能治疗阴证散毒结；苏子有定喘化痰、润肠下气之功；莱菔子有消食除胀、理气化痰、下气宽肠之功；海带有软坚散结、防癌抗癌之功；甲鱼有滋阴益肾、消痞散结、降虚火热毒、提升免疫力、抑癌抗癌之功。这款药膳能补益身体、软坚散结、消除癌肿，适合各类癌症患者食用。特别是鼻咽癌、肺癌、乳腺癌、淋巴肉瘤、脑瘤、食道癌、胃癌、肝癌等恶性肿瘤患者。

佛手青皮蜜饮

食材构成：郁金10克，青皮15克，佛手20克，蜂蜜适量。

烹调方法：将佛手、青皮、郁金分别洗净后放入锅中，倒入适量清水，煎煮2次，每次20分钟，合并滤汁，等到药汁转温后调入蜂蜜即可。

食疗功效：舒肝行气、活血止痛，适合肝气郁结型肝癌患者饮服。

阴虚体质癌症患者的饮食调理

若怕热、常常手脚心发热、面颊潮红、皮肤干燥、口舌干燥、常常失眠、大便干结，就是阴虚体质。放疗期间的癌症患者经常属于此类型体质。此类型患者临床上的常见症状包括：形体消瘦、面色潮红、口燥咽干、心中时烦、手足心热、少眠、便干、尿黄、不耐春夏、喜食冷饮、脉细数、舌红少苔。

饮食上应当注意保阴潜阳，尽量清淡一些，少吃肥甘厚味、燥烈的食物，多吃些芝麻、糯米、蜂蜜、乳品、甘蔗、鱼类等，葱、姜、蒜、辣椒、韭菜等辛辣刺激之品。

接下来为阴虚体质者介绍几款能调节体质缓解病情的膳食食方。

枸杞猪肉甲鱼汤

食材构成：枸杞子40克，瘦猪肉150克，甲鱼560克。

烹调方法：将枸杞子洗净；瘦猪肉洗净后切细；甲鱼洗净后去内脏，切块。将上述原料一同放入锅中，倒入适量清水炖熟，调入适量盐即可。

食疗功效：枸杞能滋肾、补肝、明目、润肺，配合甲鱼即可滋阴养血、补益肝肾。

豆腐鱼鳃瘦肉汤

食材构成：紫菜、鱼鳃各40克，豆腐2块，罗汉果1/4个，猪瘦肉250克，生姜1片。

烹调方法：鱼鳃放到清水中浸透，洗净后切块；紫菜泡发后洗净，沥干水分；豆腐洗净后切碎；猪肉洗净后切块；鱼鳃放到沸水锅中煮2分钟左右，捞出；瓦煲中倒入适量清水，先开大火煲至水沸，之后放入全部用料，水再沸后，转成中火继续煲2小时左右，调味即可。

食疗功效：清热解毒、化痰软坚、滋阴降火，能预防身体燥热不适，防癌抗癌。

桑葚大枣猪肉汤

食材构成：桑葚50克，大枣10枚，猪瘦肉、盐适量。

烹调方法：桑葚、大枣、猪肉片一同放入锅中熬汤至熟，调少许盐。

食疗功效：桑葚中的芦丁、花色素、葡萄糖、果糖、苹果酸、钙质、无机盐、胡萝卜素、多种维生素等均有预防肿瘤细胞扩散、防癌的功效；猪肉性味甘咸、滋阴润燥，能提供血红素、促进铁吸收的半胱氨酸，可以改善缺铁性贫血。药理研究发现，大枣含多种生物活性物质，如大枣多糖、黄酮类、皂苷类、三萜类、生物碱类、环磷酸腺苷、环磷酸鸟苷等，有保健治病之功。三者合用，非常适合结肠癌患者或化疗后乏力、下腹坠胀的患者服食。

阳虚体质癌症患者的饮食调理

阴虚体质者的显著特点就是经常手脚发凉，不敢吃凉食，性格沉静、内向。现代社会中阳虚体质者很常见，癌症患者中阳虚体质更是常见类型。这些患者经常表现出形体白胖或面色淡白无华、畏寒喜暖、四肢倦怠、小便清长、大便时稀、唇淡、经常出汗、脉沉乏力、舌淡胖等。

饮食上应当注意不食生冷，多吃温热食物，如羊肉、鸡肉等。接下来为阳虚体质的癌症患者介绍几款能调节体质缓解病情的膳食食方。

当归生姜羊肉汤

食材构成：当归20克，生姜30克，羊肉500克，料酒、盐适量。

烹调方法：将当归和生姜洗净之后放到清水中浸软，切片备用；羊肉剔除筋膜后放到沸水锅中略烫，去除血水之后捞出，切成片备用；当归、生姜、羊肉一同放到砂锅中，倒入适量清水，调入料酒、盐，开大火烧沸后撇掉浮沫，之后转成小火继续炖至羊肉熟烂即可。

食疗功效：当归有补血活血、调经止痛、润肠通便之功，现代研究表明，当归中含挥发油、有机酸、氨基酸、维生素、微量元素等，可显著改善机体造血功能，升高红细胞、白细胞、血红蛋白含量，提升免疫、抗炎、抗辐射、抗癌、抗氧化等功效；生姜有温中健胃之功，现代研究表明，生姜汁能在一定程度上抑制癌细胞生长，在某些抗肿瘤药物中加入生姜提取物可以减轻肿瘤药物的副作用，加入两种药材炖成羊肉汤即可温中补血、祛寒止痛。

桂浆粥

食材构成：肉桂5克，车前草30克，粳米50克。

烹调方法：先煎肉桂、车前草，过滤留汁，之后放入淘洗干净的粳米煮熟，调入适量红糖，空腹服食。

食疗功效：温阳利水。

参芪冬瓜汤

食材构成：党参15克，黄芪20克，冬瓜50克，味精、香油、盐适量。

烹调方法：将党参、黄芪放到砂锅中，倒入适量清水煎15分钟，过滤留汁，趁热加入冬瓜熬煮至熟，调味即可。

食疗功效：健脾益气，升阳利尿。

痰湿体质癌症患者的饮食调理

痰湿体质者的腹部松软肥胖、皮肤出油、汗多、眼睛浮肿、易困倦、性格温和稳重、善于忍耐。癌症患者之中也有很多属痰湿体质，临床上经常会表现出以下症状：神倦、懒动、身重如裹、口中黏腻或便溏、咳喘痰多，或食少、恶心呕吐、大便溏泻，或四肢浮肿，按之凹陷，小便不利或浑浊，或头困身重，关节疼痛、肌肤麻木，或妇女白带过多。

饮食上应当注意少吃肥甘厚味之品，也不宜饮酒，而且要注意不能过饱，多吃一些新鲜果蔬，特别是有健脾利湿、化痰祛痰效果的食物，如荸荠、紫菜、大枣、白果、扁豆、包菜等。

接下来为痰湿体质的癌症患者介绍几款能调节体质缓解病情的膳食食方。

薏米萝卜饮

食材构成：薏苡仁50克，白萝卜汁500毫升。

烹调方法：将薏苡仁洗净之后放到盛放着白萝卜汁的碗内，放到蒸笼里面蒸1个小时即可，每天早晚分别吃1次。

食疗功效：薏苡仁有健脾除湿、化痰抗癌之功，临床上经常用其治疗肺癌、食道癌、肠癌、绒毛膜上皮癌、宫颈癌等。

浮石海鲜汤

食材构成：紫菜20克，海浮石30克，水发海参、鲜扇贝、香菇、胡萝卜各50克，芦笋100克，鸡汤、葱、姜、醋、黄酒、胡椒粉适量。

烹调方法：将海浮石放到砂锅内，倒入适量清水煎煮，久煎浓缩，过滤留汁备用；扇贝、海参分别洗净后切条；芦笋、香菇、胡萝卜洗净之后切条；紫菜放到清水中浸泡备用。海浮石药汁和所有原料一同放到砂锅内(紫菜后放)，倒入鸡汤、水，放入葱、姜、盐、黄酒等调味品。开大火煮沸海鲜汤后转成小火慢煮至海参、胡萝卜等烂熟，调入少许食醋、胡椒粉即可。

食疗功效：海浮石性味咸寒，归肺经，有清肺化痰、软坚散结、止血通淋之功，临床上常用其消瘦瘤瘰癧、化顽痰热毒、治血淋尿痛。药理研究证明，海浮石的主要成分是硅酸盐类化合物，里面含有抗癌活性物质，能抑制癌细胞的生长、转移。现在临床上将其用在骨肿瘤、肺癌、甲状腺癌、鼻咽癌、喉癌、膀胱癌、前列腺癌、淋巴肉瘤等癌症的治疗过程中。此药膳营养丰富，味道鲜美，防癌抗癌之功显著，非常适合各类肿瘤患者常食。

海蛤肉碎鸡蛋羹

食材构成：鲜海蛤肉、猪肉末各50克，鸡蛋3枚。

烹调方法：将鲜海蛤放到水盆中吐泥沙，泥沙吐净后剥掉外壳取肉，洗净腔肠里面的食物、泥沙，之后将其剁碎；鸡蛋打入碗内，调入葱、姜、胡椒粉、盐等调味品，放入海蛤肉碎粒、猪肉末，搅拌均匀，放到蒸锅上，盖好锅盖，蒸至蛋羹熟即可。

食疗功效：海蛤能消散上下结气，咸寒入血除热，能止烦渴、化痰、利小便。海蛤性滋润而助津液，能润五脏、止消渴等，临床上经常用海蛤壳磨成的海蛤粉治疗淋巴结核、甲状腺肿瘤、慢性支气管炎、痰咳喘肿、小便不利等病症。药理研究发现，海蛤肉里面不但含有多种人体所需的营养物质，而且含有抑制癌细胞生长的特殊物质——蛤素，对多种动物移植肿瘤均有抑制作用。此药膳适合各种肿瘤患者在治疗和康复期间常食，特别是甲状腺癌、淋巴肉瘤、肺癌、食道癌、胃癌、肝癌患者。

血瘀体质癌症患者的饮食调理

血瘀体质者刷牙的时候牙龈易出血，眼睛里常常有红丝，皮肤干燥、粗糙，经常会莫名其妙疼痛，易烦躁，健忘，性情急躁。癌症患者中血瘀体质贯穿着疾病的始终，特别是放化疗期间的癌症患者，临床表现包括：面色发灰、口唇色暗、眼眶暗黑、肌肤开裂，容易出血，舌紫暗或有瘀点。

血瘀体质的癌症患者应当经常吃桃仁、油菜、慈姑、黑大豆等有活血化瘀之功的食物。

接下来为血瘀体质的癌症患者介绍几款能调节体质缓解病情的膳食食方。

桃仁粥

食材构成：桃仁10～15克，粳米50～100克。

烹调方法：先将桃仁捣成泥，调水研汁去渣，和粳米一同放入锅中熬粥，每天吃1次，5～7天为1疗程。

食疗功效：桃仁味苦甘，性平，能入心、肝、大肠经，有活血化瘀、调经止痛、润肠通便之功。现代研究表明，桃仁所含的杏仁苷有助于身体中胰蛋白酶消化癌细胞的透明样黏膜蛋白被膜，让白细胞接近癌细胞，同时将其吞噬，其水解产物氢氰酸、苯甲醛进一步代谢产物能改善患者贫血，缓解肿瘤患者的疼痛。

海藻昆布炖老鸭

食材构成：海藻30克，昆布、生薏米、香菇、海浮石各50克，白鸭1000克，葱、姜、蒜、黄酒、盐、胡椒各量。

烹调方法：将白鸭宰杀煺毛，去内脏、脚爪后洗净；将海藻、昆布、海浮石、粳米洗净后装到纱布袋内，扎紧袋口；葱姜蒜、黄酒、盐、胡椒等调味品和泡好洗净的香菇、药袋一同放到鸭腹内；将鸭子放到砂锅中，倒入适量清水，开大火煮炖白鸭10分钟后转成小火久炖至鸭肉烂熟脱骨，汤将收尽即可。

食疗功效：海藻有软坚散结、消痰利水、清热解毒之功，临床上常用来治疗瘰腐瘦瘤、下焦湿热、水肿脚气、睾丸肿痛等症；药理研究发现，海藻本身含抗癌抑癌成分，其所含的多糖类物质对多种实验动物移植肿瘤有抑制之功；此外，海藻还有降血压、抗凝血、抑制皮肤真菌和血吸虫的作用。海藻与昆布搭配，能加强软坚散结、利水消肿之功，再配合白鸭肉滋阴益气、清虚热养脏腑；香菇调味提香、防癌抗癌。综合所有食材，抗癌功效更甚，适合身体情况尚好的恶性肿瘤患者常食。

金香鲫鱼汤

食材构成：广郁金、当归各10克，制香附6克，白芍药12克，陈皮5克，鲫鱼1条，植物油、料酒、盐、葱、姜、味精、胡椒粉适量。

烹调方法：先将鲫鱼去鳞、鳃、内杂后洗净，将郁金、陈皮、香附、白芍、当归等用纱布包好；炒锅烧热，倒入少许植物油，稍煎鱼，调入料酒、盐，放入水、药包、葱、姜，煮沸15分钟，调入味精、胡椒粉继续炖几分钟，捞去药包即可食用。

食疗功效：理气疏肝，化瘀软坚。此药膳之中的郁金、香附有疏肝理气、活血行滞之功；当归、白芍能养血敛肝、顺养肝体；陈皮有健脾化痰、理气和中之功；鲫鱼中富含人体所需的各种氨基酸，有健脾和胃之功。所以，此菜肴可养血和血、理气散结，能消而不伐。

第六章

因癌制宜：不同癌变部位，应辅以不同特效食谱

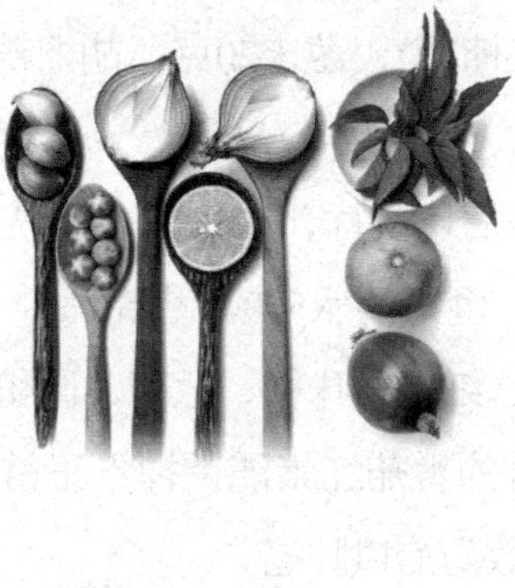

口腔癌患者特效食谱

一项调查结果发现，有咀嚼槟榔或槟榔子习俗地区的人们，口腔癌的发生率比较高。因为槟榔之中含大量槟榔素、生物碱，而且有细胞毒性，口腔黏膜和槟榔中的生物碱等发生反应，会使得口腔黏膜纤维化，进而诱发口腔癌。

此外，经常吸烟、喝酒口腔癌的发生率也比较高。因为大量烟草和高度烈酒进入口腔后会刺激口腔和嘴唇，若不及时清洁，就会为细菌的残留留下可乘之机。

想要预防口腔癌的发生，平时一定要做好口腔卫生，不给细菌和霉菌留下滋生和繁殖的机会，杜绝亚硝胺及其前体的形成，预防口腔炎的生成。

接下来为口腔癌的患者推荐几款有助于缓解症状的膳食食谱。

西红柿丝瓜汤

食材构成：丝瓜1根，西红柿2个，葱末20克，胡椒粉、精盐、味精、植物油各适量。

烹调方法：将西红柿洗净后切薄片，丝瓜去皮后洗净切片；将锅置于火上，放入植物油烧至六成热，倒入清水500毫升烧沸，放入丝瓜片、西红柿片，熬煮至熟时，调入胡椒粉、细盐、味精、葱花，调和均匀即可。

食疗功效：西红柿中所含的番茄红素能杀掉不正常细胞，抑制癌细胞生长，防止肿瘤扩散、转移，有效防治口腔癌。

藿香大米粥

食材构成：干藿香15克，大米100克。

烹调方法：干藿香洗净之后放到锅中，倒入适量清水煎汁，过滤取汁；大米淘洗干净后放到清水中浸泡半小时；将锅置于火上，放入大米，倒入适量清水，开大火烧沸之后转成小火熬煮至粥成，等到粥熟的时候，放入藿香汁继续煮一会儿即可。

食疗功效：藿香有去暑解表、化湿和胃之功，能去口臭，对口腔癌患者大有益处。

鼻咽癌患者特效食谱

鼻咽癌是一种鼻部恶性肿瘤，也是常见的恶性肿瘤之一，在广东一带的发病率非常高。鼻咽癌患者由于放疗导致津液大量损失，出现皮肤干燥、口鼻目干、大便秘结、内热明显之象。对于此类患者，应当以凉润的食物为主，尽量避免吃辛辣刺激性食物，应当多吃新鲜果蔬，如甘蔗、西瓜、猕猴桃、冬瓜、百合等。本病患者的味觉、嗅觉多会减退，饮食上要注意色、香、味俱全，鲜美可口，进而缓解放疗副作用。还可以适当吃些能补益脾肺的食物，如大枣、核桃仁、香菇等。

从中医的角度上说，肺开窍于鼻。也就是说，鼻出现了异常很可能预示着肺出了问题；鼻出现了疾病，很可能预示着肺虚津少，鼻窍失养，可能会诱发鼻病。所以，本病的患者平时要注意多吃些有养肺润肺之功的食物，如银耳、百合、芝麻等。

接下来为鼻咽癌患者推荐几款有助于缓解症状的膳食食谱。

冬瓜滋阴汤

食材构成：鸭肉100克，冬瓜200克，香菇20克，姜片、盐、鸡精、植物油各适量。

烹调方法：将鸡肉洗净之后切成片；香菇泡发后洗净，切成粗丝；冬瓜洗净后切成小块；将锅置于火上，倒入适量植物油，油热后倒入适量清水，倒入鸭肉，煮半小时左右，放入冬瓜、香菇继续炖煮至鸭肉熟烂，可以根据个人口味调入盐和鸡精。

食疗功效：鸭肉能补虚劳、滋五脏之阴，冬瓜清热利水，适合因鼻咽癌出现发热、体虚、食欲不振者食用。

瘦猪肉山楂

食材构成：瘦猪肉、山楂、面上柏各50克。

烹调方法：猪瘦肉洗净后切成小块；山楂和面上柏洗净；三者一同放入锅中，倒入1500毫升清水，煮熟后吃肉喝汤，每天1剂，连用7天是1疗程，休息3天后再服，连服10疗程。

食疗功效：扶正抗癌，适用于鼻咽癌。

皮肤癌患者特效食谱

皮肤癌最常见的诱因是阳光暴晒，强烈的紫外线在无防护措施的情况下照射至皮肤表面，紫外线产生的光化作用改变了细胞DNA结构，破坏了淋巴细胞表面活性抗原结构，降低机体免疫力，诱发皮肤癌。

想要预防皮肤癌，应当注意避免长时间接触有害化学物质，如沥青、焦油、砷化物、苯并芘等，它们的致癌性都比较强。避免让皮肤长时间暴晒在日光下，紫外线会诱发皮肤癌，长时间在阳光下工作的人发生皮肤癌的概率比普通人大很多，出门的时候一定要涂抹防晒霜，穿上防晒服。远离电离辐射。

饮食上，可以适当吃些维生素C、维生素E含量丰富的食物来对抗日晒。茶叶里含多酚类物质，有抗癌之功，可以抑制自由基活性，所以喝茶也有一定的预防皮肤癌的作用。

接下来为皮肤癌的患者推荐几款有助于缓解症状的膳食食谱。

西红柿菠菜玉米汤

食材构成：西红柿1个，菠菜、玉米各100克，香油、盐各适量。

烹调方法：将西红柿、玉米放到汤锅内，倒入适量清水，开大火烧沸之后转成小火继续煲半小时，之后放入洗净切段的菠菜熬煮至熟，调入盐，最后淋几滴香油即可。

食疗功效：西红柿中富含番茄红素、胡萝卜素，能抵抗皮肤癌、消化系统癌，而且能预防乳腺癌、前列腺癌。

绿茶拌豆腐

食材构成：豆腐一盒，泡过的龙井茶叶、盐、香油各适量。

烹调方法：豆腐切块后放入锅中，倒入适量清水，开小火炖5分钟，捞出，放入干净的碗内，调入盐、香油，之后放入冲泡过2次的茶叶，搅拌均匀后即可。

食疗功效：绿茶里面的儿茶酚可以辅助治疗皮肤癌，和豆腐搭配在一起能有效治疗皮肤癌。

血癌患者特效食谱

血癌即我们平时所说的白血病，白血病是一种恶性程度高的血液系统肿瘤，对人体的消耗非常大，多为脏腑内虚。因此，饮食上要注意营养物质的补充，以提高机体抗病能力、缓解病情、确保疗效。选择热量比较高的蛋白质类食物，包括瘦肉、禽蛋、鱼类、动物内脏、大豆类及其制品；糖，每天最少摄入300克；高维生素食物，如新鲜果蔬、果汁等；充分补充水分、维持其电解质平衡，如钠、钾、氯、钙等无机盐的供应；多吃含水多津、清淡甘凉的汁、乳、粥、羹、汤类，如西瓜汤、秋梨汁、甘蔗汁、牛奶、蜂蜜等。

化疗的时候应当注意多吃高蛋白、高维生素食物，如牛奶、鸡蛋、蘑菇、大枣、莲藕、菠菜、苹果、柑橘等。由于化疗而出现恶心呕吐、腹泻、食少者，应当吃竹笋、芦笋、甘蔗汁、秋梨、山药等食物，有和胃止呕、健脾止泻之功。

放疗的时候饮食上应当以滋润适口、营养丰富为原则，如山药粉、杏仁霜、鲫鱼、莲藕、黑芝麻、桑葚、香蕉等。

肝癌晚期的患者多气血大伤、阴阳俱虚、脏腑失和、胃气衰败，药膳食疗应当注意以补为主，不过不能大补，应当以开胃进食、益气健运为主。如肉汤、粥类、牛奶、参汤等流质易消化的食物，可以添加香菇、甲鱼、海参、穿山甲、蛤士蟆油、桂圆、大枣、石榴等，做成美味而营养的食物，能增进食欲。

白血病患者经常会出现发热、出血、贫血等症状，所以要注意多吃些补血、生血、活血的食物或药膳，如龟胶、阿胶、乌龟汤、骨头汤、山药粥、桂圆红枣汤；虚证出血贫血者可以用西洋参、龙眼肉、大红枣、连皮花生、鹅血等有益气滋阴养血之功的食物。血热妄行者应当选择凉血止血的食物或中药，可以取鲜藕、大小蓟、荠菜、茄子、木耳等煎汁饮服。

饮食治疗和药物治疗应当相互配合，所以要选择中草药和抗白血病食物同食。接下来为大家介绍几款能辅助治疗血癌的膳食食谱。

南北杏猪肺汤

食材构成：南杏仁、北杏仁、桑白皮、沙参15克，猪肺150克。

烹调方法：将猪肺洗净后切成块状；南杏仁、北杏仁、桑白皮洗净后装到纱布袋内；将全部用料放到锅中，倒入1000毫升清水，开大火煮沸之后转成小火继续煮1小时，过滤留汁，调味即可，喝汤吃猪肺。

食疗功效：滋阴润肺，化痰止咳。适合白血病、肺癌、食管癌、鼻咽癌、乳腺癌或其他肿瘤属于阴虚内热者，或放疗后口干咽燥、干咳痰少难咯、便秘、低热盗汗、失眠多梦、舌淡、苔少、脉细数的患者服食。

红萝卜荸荠脊骨汤

食材构成：红萝卜、猪脊骨各250克，荸荠150克。

烹调方法：将红萝卜、荸荠去皮后洗净；红萝卜洗净之后切段；猪脊骨洗净之后斩件；将全部用料放到瓦煲中，倒入适量清水，先开大火煮沸，之后转成中火煲1小时左右，调入适量食盐即可。

食疗功效：滋阴润燥。适合白血病和其他肿瘤证属阴津不足、口干咽燥、低热、心烦失眠的患者服食。

天冬茶

食材构成：天门冬8克，绿茶1克。

烹调方法：将天门冬剪成碎片，之后和绿茶一同放到干净的杯子内，倒入适量沸水冲泡，代替茶来饮用。

食疗功效：适合急性淋巴细胞型白血病、慢性粒细胞型白血病和急性单核细胞型白血病患者服用。

食管癌患者特效食谱

食管癌是常见的消化道肿瘤，全球范围内每年大概有30万人死于食管癌，而我国是全球食管癌高发的地区之一，每年大概有15万人死于此病，男性多余女性，发病年龄大都在40岁以上。典型症状为：下咽困难，最开始是咽干，之后是半流质食物吞咽困难，到最后甚至连水和唾液都咽不下去。

食管癌患者早期要注意积极加强营养，多吃新鲜果蔬，补充充足的蛋白质、维生素、糖、脂肪等，增强机体抗病能力。

做完手术之后，尽量以流质和半流质的食物为主，避免刺激性饮食的摄入，以免伤口感染、损伤。饮食一定要注意高营养，可以熬些糯米粥，吃些鲜肉、奶、鲜果蔬、鲜蛋等。如果食欲不好，可以适当吃些鲜山楂、乌梅、石榴等来提升食欲。

放疗的时候容易出现口咽干燥、胸骨后灼痛等灼热症状，此时应当尽量吃些营养丰富、清软滋润、易咽下的食物，如甘蔗汁、牛奶、银耳、藕粉、油菜、银耳等。

化疗的时候易造成骨髓造血和消化系统的损害，应适当吃些山药、蜂王浆、猴头菇、西红柿、鸡胸肉、肌肉、牛肉、动物骨髓、苹果、红枣、赤小豆、菠菜等。

癌症晚期的患者如果发生恶变，应多补充一些牛奶、鸡蛋、鹅肉、瘦猪肉、各种新鲜果蔬等。

接下来为食管癌患者推荐几款有助于缓解症状的膳食食谱。

大蒜鲫鱼汤

食材构成：大蒜30克，鲫鱼300克，绍酒8克，姜4克，盐、味精各3克。

烹调方法：将鲫鱼宰杀后去鳞、鳃、肠杂，清洗干净；大蒜去皮、切片；姜洗净后切片；将鲫鱼、大蒜、姜、绍酒一同放到炖锅中，倒入适量清水，置于大火上浇沸，之后转成小火煮30分钟，调入适量盐、味精即可。

食疗功效：化瘀血，消癌肿。适合食道癌患者食用。

韭菜牛奶

食材构成：韭菜500克，牛奶250克，白糖30克。

烹调方法：将韭菜洗净后切碎，用纱布绞出汁液，和牛奶混合均匀；将韭菜汁、牛奶混合液放到锅中，置于中火上烧沸，调入适量白糖即可。

食疗功效：养胃，消肿，止呕。适合食道癌患者食用，能治疗呕吐、恶心等症。

蒲葵子饮

食材构成：蒲葵子50克，大枣6枚，白糖20克。

烹调方法：将蒲葵子、大枣洗净后去核；蒲葵子、大枣一同放到瓦锅中，倒入适量清水，置于大火上烧沸，之后转成小火煎煮25分钟，过滤留汁，在汁液中调入白糖，搅匀即可。

食疗功效：补气血，消癌肿。适合食道癌患者食用。

肺癌患者特效食谱

肺癌的危害有多大，想必绝大多数人都知道。在我国内地，每年有超过100万人死于肺癌。近50年来，很多国家都报道肺癌的发病率、死亡率明显上升。虽然肺癌的病因迄今为止尚不明确，但是大量资料显示，长期大量吸烟和肺癌有着密切关系。

有研究证明，长期大量吸烟者肺癌的发生率是不吸烟者的10～20倍，最初吸烟的年龄越小，发生肺癌的概率越大。

烟草中含多种致癌成分，会损伤肺部，诱发细胞突变，很容易诱发癌症。烟草中的尼古丁会对化学治疗产生不利影响，也就是说，吸烟的肺癌患者更难治愈。所以，及早戒烟，即可大大降低肺癌的发生率。有数据显示，30岁以前戒烟可以将肺癌的发生风险降低90%，戒烟5年之内的人死于肺癌的概率会降至每天吸一包烟者的一半；戒烟超过10年后，死于肺癌的概率降至非吸烟者水平。

除了“烟民”要注意戒烟，不吸烟的人也要注意远离“二手烟”，因为“二手烟”的危害也是不容忽视的。“二手烟”中含40多种致癌物质，可以和氡气的衰变产物混合在一起，对人体健康产生更大的危害。二手烟对女性、儿童的伤害更大，长期待在二手烟环境中的女性易患肺癌等慢性疾病，而且可能会导致不孕不育，孕妇甚至会发生流产、早产。儿童易出现哮喘、支气管炎、肺炎等症，甚至会增加脑膜炎的发生风险。

除了烟，厨房里的油烟也是不容忽视的，油烟中含多种有害物质：丙烯醛、苯、甲醛、巴豆醛等，都是有毒物质和可能致癌物质。油烟会增加罹患肺癌的风险，加重肺癌患者病情。所以，烹调的过程中一定要注意打开抽油烟机，做好厨房的通风工作。已经患上肺癌的人不仅要远离烟和油烟，还要尽量远离空气污染严重的地方，雾霾天气少出门等。

接下来为肺癌患者推荐几款有助于缓解症状的膳食食谱。

甘草雪梨煲猪肺

食材构成：甘草10克，雪梨2个，猪肺250克。

烹调方法：梨洗净后削皮，切成块；猪肺洗净后切成片，挤去泡沫，和洗净的甘草一同放到砂锅中，调入冰糖，倒入适量清水，开小火熬煮3小时后服食，每天1次。

食疗功效：有润肺除痰之功，适用于咳嗽不止。

麦冬红枣大米粥

食材构成：麦冬10克，大米100克，红枣、冰糖各适量。

烹调方法：将锅置于火上，放入麦冬，倒入适量清水，开大火煮沸后转成小火熬煮成汁；红枣洗净；大米淘洗干净后放到清水中浸泡半小时；另取一个干净的锅，放入大米，倒入适量清水，开大火烧沸后转成小火熬煮，之后放入麦冬汁，等到粥熟时，放入红枣，调入冰糖，开小火熬煮至熟烂即可。

食疗功效：清肺润肺，适合肺癌患者食用。

肝癌患者特效食谱

肝癌即肝脏恶性肿瘤，包括原发性和继发性两大类。其中，原发性肝脏恶性肿瘤起源于肝脏上皮或间叶组织，是我国高发的、危害非常大的恶性肿瘤；继发性肝癌被称作“肉瘤”，和原发性肝癌相比较为少见。继发性肝癌又叫“转移性肝癌”，指的是全身多个器官起源的恶性肿瘤侵犯到肝脏，多发生在胃、胆道、胰腺、卵巢、子宫、乳腺等器官的恶性肿瘤的肝转移。

肝癌患者应当以高蛋白、高维生素、高热量的食物为主，肝癌中晚期和合并肝硬化的患者不适合吃过硬、粗纤维的食物。

肝癌晚期患者在饮食上要注意多补充维生素，维生素A、维生素C、维生素E、维生素K等均有辅助抗肿瘤之功。维生素C主要存在于新鲜果蔬中。果蔬里面所含的胡萝卜素进入人体后会转化成维生素A，因此肝癌患者要多吃胡萝卜、菜花、白菜、大枣等富含胡萝卜素的果蔬。而且还应多吃些新鲜果蔬，如南瓜、竹笋、芦笋、苹果、猕猴桃等。

肝癌晚期应当注重补充能量，肝癌患者的消耗比较大，一定要确保有足够的营养。衡量患者营养状况最简单的方法就是维持体重，想要让体重维持在正常水平，最佳的方法就是保持膳食平衡，要求患者平时多吃新鲜蔬菜，一半都要是绿叶蔬菜。

肝癌患者不但消化功能差，并且经常合并腹胀、恶心等症状，摄入辛辣、刺激食物之后很容易诱发肠胃不适，不利于疾病的控制，对疾病的治疗、预后都非常不利。腌制、烟熏食物里面含强烈致癌物质亚硝酸盐，经常吃此类食物不利于病情的恢复，所以肝癌患者禁止食用咸菜、熏肠、咸鱼、火腿、腊肉、鱼罐头等食物。

接下来为肝癌的患者推荐几款有助于缓解症状的膳食食谱。

胡萝卜拌粉丝

食材构成：胡萝卜150克，酱油、麻油各20毫升，蒜3瓣，粉丝200克，盐、糖各适量。

烹调方法：将胡萝卜洗净后切成细丝，放到开水中焯一下，过凉；蒜剁成末；粉丝泡软后切成段；将胡萝卜丝、粉丝放入干净的容器中，放入蒜末、盐、糖搅拌均匀即可。

食疗功效：主治中晚期肝癌胸胁胀满。

鸽肉炖鳖甲

食材构成：肉用鸽1只，鳖甲50克。

烹调方法：鳖甲洗净，捣烂之后放到鸽子腹中，之后放到瓦锅或大碗里面，隔水炖至肉熟透，调入盐、味精即可。

食疗功效：主治肝癌低热、乏力消瘦。

胃癌患者特效食谱

胃癌在我国各种恶性肿瘤中居首位，胃癌发病有着显著的地域性差别，我国的西北和东部沿海地区胃癌的发病率比南方地区高很多。胃癌容易发生在50岁以上的人身上，男女发病率的比例是2：1。胃癌的预后和胃癌的病理分期、部位、组织类型、生物学行为、治疗措施有关。

中医认为，胃癌患者有阴虚和阳虚之分，阳虚者会腰酸、四肢发冷、畏寒，甚至会水肿，属寒症；阴虚者易烦躁、盗汗、头晕、耳鸣，属热症。阳虚者应吃些牛肉、羊肉、鳝鱼、猪肝、鹅肉、鲤鱼、草鱼、黄鱼、栗子、红糖等；阴虚者应当吃些淮山药、龙眼肉、莲子、香菇、百合、冰糖、豆腐、莲藕、牛乳、红枣、糯米等。

近年来的科学研究表明，某些食物是有抗胃癌作用的。黄芪、大蒜是公认的抗胃癌食物；香菇、薏苡仁、木耳、人参、蜂王浆、海参、紫草等都有抗胃癌作用；其他蔬菜、水果、豆类中富含维生素A、维生素C、微量元素硒、铜等，都能辅助治疗胃癌。

接下来为胃癌的患者推荐几款有助于缓解症状的膳食食谱。

淮山蒸排骨

食材构成：猪排250克，五香粉50克，人参3克，当归、党参、枸杞子、淮山药各20克，龙眼肉10枚。

烹调方法：猪排斩成4厘米的方块，用料酒、酱油、盐、味精各适量腌10分钟，调入葱花、姜末、白糖、五香粉各适量，搅拌均匀。盘子里用山药垫底，上面摆好猪排，上笼蒸熟即可。

食疗功效：清润开胃，益气健脾。适合胃癌手术后脾气亏损、食少乏力、心悸、气短的患者食用。

花生芝麻粥

食材构成：花生、黑芝麻、黄豆各25克，糯米50克。

烹调方法：将上述材料洗净，黄豆研成粗末；在锅中倒入适量清水，放入花生、芝麻、黄豆粗末煮熟软，放入糯米煮稠，可随意服食。

食疗功效：益气养血。适合气血两虚的胃癌患者服食。

香菇豆腐饭

食材构成：香菇10个，油豆腐50克，茯苓10克，粳米70克，盐、酱油、植物油各适量。

烹调方法：将茯苓洗净后放入锅中，倒入适量清水煮半小时左右，过滤留汁；将香菇洗净后切成丝；油豆腐切成丝；将锅置于火上，倒入适量植物油，油热后放入香菇和油豆腐丝煸炒，调入适量盐、酱油调味，倒入茯苓汁和淘洗好的米煮成饭即可。

食疗功效：补脾益气，能辅助治疗胃癌。

直肠癌患者特效食谱

长期慢性便秘的人一定不要忽视自己的便秘症状，便秘可能会导致直肠癌、直肠肿瘤的发生率显著提高，因为肠腔里面的残渣、废物里面的有毒物质易对肠腔超肠黏膜和肌层造成超常刺激。

想要缓解慢性便秘，应当先规范自己的饮食和作息习惯，尽量少吃脂肪类食物，适当增加膳食纤维的摄入，规律作息，按时排便。

大肠腺瘤、息肉基本上被认为是直肠癌癌前病变。统计结果显示，大量腺瘤的患者发生癌变的概率：1个腺瘤比无腺瘤高出5倍，多个的比1个患者高出1倍。通常认为绒毛状腺瘤的癌变概率最高，占25%～30%，腺管状腺瘤占3%～8%，直径在1厘米以上的腺瘤或息肉癌变率提升。而且，家族性多发性息肉病癌症的发生率更高。

接下来为直肠癌的患者推荐几款有助于缓解症状的膳食食谱。

灵芝炖牛肉

食材构成：灵芝20克，枸杞10克，牛肉150克，姜片、大蒜、精盐、味精、麻油各适量。

烹调方法：将灵芝洗净后放入锅中；牛肉洗净后切块，之后和灵芝一同放入砂锅中，倒入400毫升清水，烧沸后，撇掉上面的浮沫，加入姜片，炖至酥烂，放入大蒜、精盐、味精，淋麻油，调匀。分1～2次趁热服食。

食疗功效：适用于肠癌。

燕窝无花果炖兔肉

食材构成：兔肉150克，干品燕窝10克，无花果80克，盐适量。

烹调方法：将干品燕窝放到常温水中浸泡6～8小时，燕窝和浸泡水的比例是1：30～1：50；将浸泡发胀的燕窝撕成条，和浸泡水一同放到锅中，熬煮至水沸后转成小火继续炖3～5分钟，将燕窝沥干，沥出的水备用；无花果洗净之后切成片；兔肉洗净之后切为小块；无花果和兔肉一同放到炖盅内，倒入适量开水以及燕窝沥出后备用的水，炖盅盖盖，开小火隔水炖2小时；放入沥干煮熟的燕窝，加少许盐调味即可。

食疗功效：适用于放疗后体质虚弱、气短、口干者。

结肠癌患者特效食谱

结肠癌主要是由于高脂肪、高糖、热量食物摄入过多，膳食纤维过少，增加肠道压力，导致有害物质无法及时排出体外，增加癌变率。

随着人们饮食的不规律、无节制，越来越多的人受到了结肠癌的困扰，而且结肠癌的发生率呈年轻化趋势。

慢性溃疡性结肠炎患者之中有3%～5%最终发生癌变，远远超过结肠癌高发区的发病率。到目前为止，癌变的机理尚未清楚，很可能是在慢性溃疡性结肠炎过程中因反复组织破坏和修复而诱发肠上皮增生、腺瘤化，最终诱发癌变。

想要预防结肠癌的发生，平时应当多吃些新鲜果蔬，减少肉类的摄入量。平时要注意规律排便，已经患上慢性溃疡性结肠炎的患者一定要注意观察自己的病情，配合医生治疗疾病，以防发生癌变。

接下来为结肠癌的患者推荐几款有助于缓解症状的膳食食谱。

桑葚猪肉汤

食材构成：桑葚50克，大枣10枚，猪瘦肉适量。

烹调方法：将桑葚洗净后放入锅中，之后放入洗净的大枣、猪肉，调入盐，倒入适量清水熬煮至熟即可。

食疗功效：补中益气，下腹坠胀者可服食此药膳。

黑芝麻瘦肉汤

食材构成：黑芝麻20克，猪瘦肉250克，胡萝卜1根，盐适量。

烹调方法：黑芝麻放入锅中炒香，碾成末；猪瘦肉洗净之后切块，放到沸水中焯2分钟，去血水，捞出洗净；胡萝卜洗净后切块；猪瘦肉、胡萝卜放到砂锅中，倒入适量清水，开大火煮沸之后转成小火继续煲1小时，调入盐，撒上黑芝麻即可。

食疗功效：黑芝麻能润肠通便，可以辅助治疗结肠癌，与猪瘦肉、胡萝卜搭配在一起可以增加膳食纤维的摄入，增强体力。

乳腺癌患者特效食谱

如今，乳腺癌的高发让众多女性朋友感到惶惑，已经严重危害到女性的身体健康甚至生命安全。

女性乳腺由皮肤、纤维组织、乳腺组织、脂肪组织组成，乳腺癌是发生在乳腺腺上皮组织的恶性肿瘤，99%发生在女性身上。乳腺并非人体生命活动的重要组织，原位乳腺癌不会致命。不过由于乳腺癌细胞丧失其正常细胞特性，细胞间的连接松散，易脱落。癌细胞脱落之后，游离的癌细胞就会随着血液或淋巴液传播到身体各个部位，形成转移，威胁生命安全。

正确的饮食习惯有助于乳腺癌患者的治疗和康复，合理的饮食很重要。乳腺癌患者可适当吃些针对性抗肿瘤的食物，尽量避免吃酸渍、霉变、色素、盐腌、辛辣等刺激性食物。乳腺癌患者应注意饮食多样化，平衡膳食能维持癌症患者的体重；乳腺癌患者应忌食生葱蒜、母猪肉、南瓜、醇酒，也应忌食辛温、煎炒、油腻、荤腥厚味、陈腐、发霉等助火生痰、会阻碍脾运的食物。

乳腺癌放疗的时候会耗伤阴津，所以应当吃些甘凉滋润的食物，如杏仁霜、枇杷果、乌梅、莲藕、香蕉、橄榄等。

乳腺癌化疗的时候如果出现消化道反应和骨髓抑制现象，可吃些和胃降逆、益气养血的食物，如鲜姜汁、鲜果汁、白扁豆、黑木耳、向日葵籽等。

乳腺癌手术之后，应当吃些能益气养血、理气散结的食物来巩固疗效，有助于身体康复，如菠菜、丝瓜、海带、玫瑰花等。

接下来再说一下乳腺癌患者的饮食原则。

配合治疗要灵活。乳腺癌患者手术前后要加紧进餐、补充营养。放疗期间，饮食要尽量清淡一些，但要适度、容易被患者接受才可以，不宜过多摄入厚味腻胃的食物。

合理安排饮食。乳腺癌患者治疗后，合理的饮食利于身体健康的恢复，还能预防复发，还要注意过度营养和肥胖是不利于乳腺癌治疗的。所以要注意节制饮食，乳腺癌患者治疗后要在保证营养需要的前提下做到饮食有节、不过量。做到少食多餐，千万不能暴食暴饮。

乳腺癌患者还应当多吃些抗癌食物：海马、鲎、蟾蜍肉、蟹、赤、文蛤、牡蛎、海带、芦笋、石花菜；多吃些能增强免疫力、防止复发的食物，如南瓜、薏米、菜豆、山药、香菇、青鱼；肿胀者宜吃薏米、丝瓜、赤豆、葡萄、鲫鱼、鲛鱼、海带、泥鳅、田螺。

最后给乳腺癌患者推荐几款有助于缓解症状的膳食食谱。

橘皮粥

食材构成：青橘皮、青橘叶、橘核各20克，薏米50克，粳米100克。

烹调方法：将青橘皮、青橘叶、橘核放入锅中，倒入适量清水煎汁，挑出橘皮、叶、核，放入粳米、薏米，开大火煮沸，之后转成小火熬煮至八成熟，调入红糖，搅匀，再煮至米烂粥熟。吃粥的时候佐糖醋大蒜头，每天1～2餐。

食疗功效：行气、散结、消积。适合乳腺癌早期的患者。

蛎肉带丝汤

食材构成：牡蛎肉250克，海带50克，盐适量。

烹调方法：将海带放到清水中泡发，洗净，切成细丝，放到沸水内煮软，之后加入牡蛎肉同煮，再次煮沸的时候调入适量盐即可。

食疗功效：海带有消痰软坚、散结抗癌之功；牡蛎能平肝息风，二者同用，即可辅助治疗乳腺癌。

子宫肌瘤患者特效食谱

子宫肌瘤是一种激素依赖性肿瘤，是最常见的良性肿瘤，也是常见的肿瘤。豆制品、美容保健品、蜂王浆等富含激素类的食物都应当少吃，紧急避孕药里面雌激素的含量较高，最好少用。

子宫肌瘤患者一定要注意避免饮食过量，多吃五谷杂粮，如玉米、豆类，也可多吃些营养丰富的干果类食物，如花生、芝麻、瓜子等。日常饮食定时定量，避免暴饮暴食。子宫肌瘤患者的饮食要清淡，尽量避免吃羊肉、狗肉、虾、蟹、鳗鱼、黑鱼等发物。平时可适当吃些海藻类食物，如紫菜、海带、裙带菜等，海藻之中富含钙、铁、钠、镁、磷、碘等矿物质。现代科学认为，经常吃海藻类食物能有效调节血液酸碱度，防止体内碱性元素由于酸性中和而被过多消耗。平时注意维持低脂肪的茶饭，适量吃些瘦肉、鸡肉、鸡蛋、鹌鹑蛋、鲫鱼、白鱼、白菜、芹菜、菠菜、黄瓜、冬瓜、香菇、豆腐、海带、紫菜、水果等。

子宫肌瘤患者忌食辣椒、麻椒、生葱、生蒜、酒类、冰镇饮料等刺激性食物和饮料，禁止食用桂圆、红枣、阿胶、蜂王浆等热性、凝血性、激素含量高的食物。

接下来为子宫肌瘤患者推荐几款有助于缓解症状的膳食食谱。

桃树根炖猪肉

食材构成：桃树根、瘦猪肉各150克。

烹调方法：桃树根洗净后切成段状；猪肉洗净之后切块，和桃树根一同放入砂锅中，倒入适量清水共炖，等到肉烂即可。每天晚上临睡前服食。

食疗功效：行气，破瘀，消癥瘕。适用于女性子宫肌瘤。

消瘤蛋

食材构成：鸡蛋2个，中药壁虎5只，莪术9克。

烹调方法：将上述材料洗净之后放入锅中，倒入400毫升清水一同熬煮至蛋熟，取出鸡蛋，剥皮，再次放入药液中继续煮一会儿，弃药吃蛋，每天晚上吃1个。

食疗功效：散结止痛，祛风定惊，适合气滞血瘀型子宫肌瘤患者。

宫颈癌患者特效食谱

宫颈癌的发病原因和早婚、性生活紊乱、过早性生活、多产、早年分娩等因素有关。性生活开始过早的女性，子宫颈、子宫组织细胞还处在不稳定阶段，对外界刺激非常敏感；性伙伴太多，宫颈受到多次刺激、摩擦，会诱发宫颈糜烂，甚至糜烂严重，给宫颈癌的发生创造了条件。

女性朋友应当经常做宫颈涂片，能预防、尽早发现宫颈癌，通过宫颈涂片能及早发现宫颈癌，进而提高宫颈癌治愈率。宫颈涂片即从子宫颈处取少量细胞样品，放到玻璃片上，之后放到显微镜下观察是否发生异常。想要预防宫颈癌，一定要规范性生活，避免过早、过多性生活，保持外阴的清洁。

接下来为宫颈癌的患者推荐几款有助于缓解症状的膳食食谱。

花生薏米

食材构成：花生米、薏米、赤小豆、红枣各30克。

烹调方法：将赤小豆淘洗干净后放入锅中，倒入适量清水浸泡一段时间，先煮赤小豆至熟，之后放入淘洗干净的花生米、薏米、红枣同煮至熟即可。

食疗功效：适用于肿瘤患者化疗、放疗后白细胞减少，能促进白细胞升高、增强体质、控制肿瘤生长发展。

红枣苹果粥

食材构成：苹果1个，红枣3个，大米100克，白糖适量。

烹调方法：苹果洗净后去核，切成小块；红枣去核之后洗净；大米淘洗干净后放到清水中浸泡半小时；将锅置于火上，放入大米，倒入适量清水，开大火烧沸之后放入红枣，烧沸，转成小火，熬煮至粥成，放入苹果，等到熬煮至熟的时候调入白糖，搅拌均匀即可。

食疗功效：苹果可以补心润肺、生津解毒、益气和胃；红枣养神养血，益气补中，经常吃能养血安神，适合康复期宫颈癌患者服食。

前列腺癌患者特效食谱

前列腺癌的发生可能和遗传、饮食、生活习惯有关，激素因素和长期受细菌、病毒感染者也会增加罹患前列腺癌的风险。

男性一过50岁，要注意前列腺肥大甚至前列腺发炎情形，做到早预防。65岁以上的老年男性为前列腺癌高发人群，一定要定期做检查。

饮食上一定要注意低脂肪、低胆固醇食物的摄入，多吃富含维生素E、硒、木质素类、异黄酮的食物。

平时多出去晒太阳，增加人体内维生素D的水平，而维生素D是前列腺癌的保护因子。前列腺癌患者平时可以适当喝些绿茶，因为绿茶能预防前列腺癌的发生。

接下来为前列腺癌的患者推荐几款有助于缓解症状的膳食食谱。

当归黄芪炖羊肉

食材构成：羊肉250克，当归、黄芪、生姜各10克。

烹调方法：羊肉洗净后切成块状，放到锅中，倒入适量清水，熬煮至七成熟后，将当归、黄芪、生姜用布袋扎好，放到锅内，开小火煎煮至羊肉熟烂即可。

食疗功效：适用于前列腺癌小便淋漓偏虚寒者。

田螺粥

食材构成：田螺15只，大米100克，薏米50克，植物油、葱花、姜末、料酒、盐各适量。

烹调方法：将田螺放到清水中养1天，多换水，食用前半天滴几滴植物油，以除掉螺肉里面的污秽物，用针或竹签挑出螺肉，注意除去螺尾，切碎，放入葱花、姜末、料酒搅拌均匀，将田螺剁成泥，调入适量盐，搅拌均匀；将大米和薏米淘洗干净后一同放入砂锅中，倒入适量清水，熬煮至粥黏稠，调入田螺泥糊，搅拌均匀，继续煮一会儿即可。

食疗功效：田螺有清热利水、除湿解毒之功，能辅助治疗前列腺炎，对前列腺癌患者大有益处。

膀胱癌患者特效食谱

膀胱癌是泌尿系统最常见的恶性肿瘤，此病的发生可能和职业、化学物质、吸烟、药物、异物长期慢性刺激等因素有关。

膀胱癌患者平时要注意多喝些茶，适当增加利尿或止血食物的摄入，如赤豆、鲜藕节、冬瓜、芥菜等。此病患者经常会表现出尿频尿急，可以适当吃些有清热之功的食物，如荸荠、西红柿、海带、绿豆等，都有清热止血的作用。

膀胱癌患者手术后脾气和肾气亏虚，应适当吃些健脾补肾食物。可以选择黄芪30克，粳米50克来熬粥食用，有益气健脾、生血摄血之功。也可以取莲子肉50克、桂圆肉30克、冰糖适量，和大米一同熬煮成粥，每天晚上临睡前吃1小碗，能补益心肾、安神固摄止血。

膀胱癌患者化疗之后气血两伤，应当注意补气养血，可以适当吃些鳖、龟、甲鱼、鲤鱼、鸡肉、鸡蛋、香菇、银耳、燕窝、山梨、银杏、向日葵、核桃等。

接下来为膀胱癌患者推荐几款有助于缓解症状的膳食食谱。

赤豆内金粥

食材构成：赤豆50克，鸡内金15克。

烹调方法：赤豆淘洗干净；鸡内金研成末；将赤小豆放入锅中，倒入适量清水熬粥，将熟的时候调入鸡内金，每天2次，趁热食用。

食疗功效：解毒通经、利小便。适用于膀胱癌治疗后余毒未清的患者服食。

芦笋炒百合

食材构成：百合100克，芦笋300克，精盐、味精、料酒、植物油各适量。

烹调方法：将锅置于火上，倒入适量植物油，放入洗净的百合进行翻炒，调入适量盐，取出；锅内再倒入少量植物油，油热后倒入切段的绿笋进行翻炒，调入盐，炒至芦笋变色之后放入百合一同翻炒即可。

食疗功效：芦笋性凉、苦，能刺激机体免疫功能，提升对癌的抵抗力，控制癌细胞生长，尤其对膀胱癌、肺癌、皮肤癌等有特殊疗效。百合也有防癌抗癌之功，和芦笋搭配在一起，防癌抗癌效果更佳，适合各类癌症患者服食。

土牛膝根炖猪脬

食材构成：土牛膝根100克，猪脬1只，料酒6毫升，姜、葱各6克，精盐、味精各3克。

烹调方法：猪脬放到清水中用精盐揉搓干净；土牛膝根洗净；姜洗净后切片；葱洗净后切段；猪脬、土牛膝根、姜、葱、料酒一同放到炖锅中，置于大火上烧沸，之后转成小火炖煮45分钟，调入精盐、味精即可。每天1次，每次吃猪脬50～80克，喝汤。

食疗功效：清热解毒，通经利尿。适用于膀胱癌。

第七章

因症制宜：癌症诱发症状多，对症下食才有效

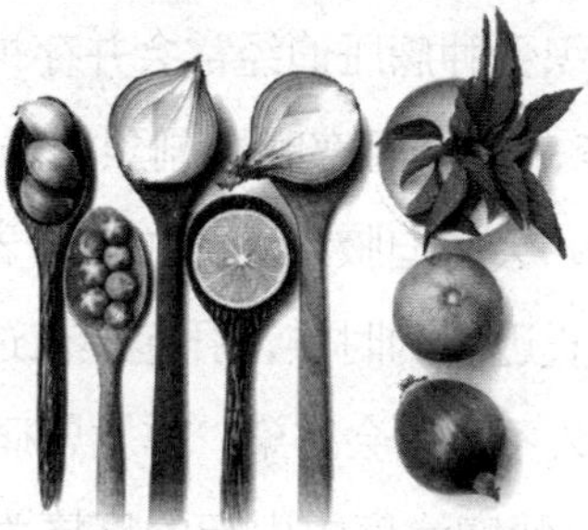

癌症患者怎样吃能缓解疼痛症状

癌性疼痛是疼痛部位需要修复或调节的信息传到神经中枢之后引起的感觉，为导致癌晚期患者的主要痛苦之一。疼痛患者中，由于各种原因导致50%~80%的疼痛没有得到有效控制。世界卫生组织报道，全世界每天有350万~400万的癌症患者正在忍受疼痛的折磨，其中半数以上承受中度或重度疼痛。

肿瘤直接引起的疼痛：组织毁坏，当肿瘤侵及胸膜、腹膜或神经，侵及骨膜或骨髓腔导致其压力上升甚至发生病理性骨折的时候，患者就会出现疼痛，如骨转移、骨肿瘤导致的骨痛；肺癌侵及胸膜会导致胸痛；肺尖部肿瘤侵及臂丛会表现出肩臂疼痛等。压迫脑肿瘤会导致头痛和脑神经痛，鼻咽癌颈部转移会压迫臂神经丛或颈神经丛，诱发颈、肩、臂痛；腹膜后肿瘤压迫腰、腹神经丛会导致腰、腹疼痛；神经组织受肿瘤压迫经常会并存神经受侵袭。空腔脏器被肿瘤阻塞时，会不适、痉挛，完全阻塞时会剧烈绞痛，如胃、肠及胰头癌等；乳腺癌腋窝淋巴结转移时，会压迫腋淋巴和血管，表现出患肢手臂肿胀疼痛。张力原发和肝转移肿瘤生长迅速的时候，肝包膜被过度伸展、绷紧会出现右上腹剧烈胀痛。肿瘤溃烂经久不愈则会感染，诱发剧痛。

肿瘤治疗中引起的疼痛：肿瘤治疗中引起的疼痛为癌症治疗的常见并发症，包括放射性神经炎、口腔炎、皮肤炎、放射性骨坏死。放化疗之后会出现带状疱疹产生疼痛。化疗药物渗漏出血管外诱发组织坏死，化疗诱发栓塞性静脉炎，中毒性周围神经炎乳腺癌根治术中损伤腋淋巴系统，导致手臂肿胀疼痛。手术之后切口瘢痕、神经损伤、患肢痛。

肿瘤间接引起的疼痛：此类疼痛包括衰竭患者的褥疮，机体免疫力低下都会导致局部感染，进而出现疼痛。此外，还包括前列腺、肺、乳腺、甲状腺癌等出现骨转移诱发的剧烈腹痛。

通过饮食调节不但能预防肿瘤的出现，还能减少癌痛的发生。因为合理的饮食能避免某些致病因子继续作用机体，调节机体抗病能力，扶正培本，进而利于机体脏腑阴阳气血平衡的恢复，消除癌痛产生的病理基础。

从中医的角度上说，食物的性味不同，作用在不同脏腑上产生的作用也不同。因此，临床上癌症患者要避免吃过热、煎炒的食物，还应当注意根据病情来选择不同性味的食物，辨证吃膳。比如热性体质者疼痛严重可选择有清热解毒之功的食品，如绿豆、白萝卜、竹笋、甘草等；寒性体质者疼痛严重可选择温性食物，如生姜、海参、橘子、荞麦等。

接下来为癌痛患者推荐几款能缓解癌痛的食疗方。

蒲黄灵脂鸡

食材构成：蒲黄、五灵脂各10克，乌骨鸡1只。

烹调方法：将蒲黄、五灵脂晒干，研碎，放到多层纱布袋内备用；乌骨鸡洗净之后放到沸水锅内焯透，捞出，用清水过凉；将药袋装到鸡腹内，再将鸡放到砂锅内，倒入适量清水，开大火煮沸，调入料酒，转成小火煨煮至乌骨鸡熟烂如酥，调入葱花、姜末、精盐、味精、五香粉，煮沸之后取出药袋，淋上麻油即可。

食疗功效：活血止痛。本方适合宫颈癌疼痛，尤其是瘀血内阻型宫颈癌疼痛。

土茯苓郁金蜜饮

食材构成：土茯苓60克，郁金、蜂蜜各30克。

烹调方法：将土茯苓、郁金洗净，晒干或烘干后切成片，一同放到砂锅内加水浸泡片刻，浓煎半小时左右，过滤去渣，滤汁温热时调入蜂蜜，搅拌均匀即可。

食疗功效：行气活血，抗癌止痛。

土茯苓猪肉汤

食材构成：土茯苓500克，猪肉适量。

烹调方法：将土茯苓洗净之后和猪肉一同放入锅中熬汤，炖至肉烂，1天内吃完。

食疗功效：土茯苓有解毒、除湿、止痛、利关节之功，研究表明，土茯苓还有一定的预防肝癌之功。

癌症患者怎样吃能缓解失眠症状

失眠是癌症患者的一大困扰，也是影响癌症患者生活质量的关键因素之一，导致癌症患者失眠的主要原因有心理上的疼痛和生理上的疼痛。

绝大多数癌症患者都清楚，自己所患的病是花多少钱都不能治愈的，这一点给癌症患者带来的心理刺激是非常大的，会使患者变得焦虑不安、抑郁寡欢，甚至产生轻生的念头。这种心理变化严重影响患者的睡眠质量，需要患者的家属和医护人员懂得倾听患者的心声，和他们保持密切的沟通，了解他们心情不好的原因，有针对性地进行开导，转移他们的注意力，帮助他们找到生活中的乐趣。生理上的疼痛在前面的章节已经提到，在此不过多叙述。

要知道，睡眠质量不佳会导致癌症患者疲乏无力、情绪障碍、免疫功能下降，甚至会影响生活质量和临床治疗。改善睡眠不但对癌症患者有利，还有效预防癌症的发生。研究表明，正确的睡眠方式可以预防机体组织遭受癌症侵袭，对于癌症患者来说，有规律的睡眠和不眠的交替能缓解病情，还能增强治疗效果。我们都知道，睡眠和不眠之间的循环周期会对某些激素的分泌标准产生影响，人体组织内的各项生命活动都会受特定激素指数的调控。

夜间人体会分泌具有抗氧化性的褪黑素，可以避免人体中的氧化物对

DNA产生损害，还能抑制雌激素的产生。我们都知道，雌激素可以促进某些肿瘤的生长、发展。还有一种机体昼夜节律机制对肿瘤细胞也会产生影响，就是可的松的昼夜变化幅度，可的松的分泌量在凌晨时处在高潮阶段，到了白天就会骤然下降，会对人体的免疫系统产生巨大影响，也会影响人体对肿瘤的抵抗力。所以，可的松的分泌规律遭到破坏之后，机体免疫组织系统就会被破坏，人体健康就会受威胁。现代研究表明，高发乳腺癌的女性大都从事夜班工作。

既然失眠对于人体健康的威胁这么大，而且对于癌症病情的控制不利，那么哪些食物能促进睡眠呢？

牛奶

牛奶是古老的天然饮料，被誉为“白色血液”，富含矿物质、钙、磷、铁、锌、铜、锰、钼等微量元素。牛奶是人体钙的最佳来源，钙磷比例适宜，利于钙的吸收。主要成分包括水、脂肪、磷脂、蛋白质、乳糖、无机盐等。

牛奶味甘性平，是理想的治疗失眠的食物，含有能让人产生困倦感的色氨酸，再加上牛奶中丰富的营养物质能让人产生温饱感，更能增加催眠效果。现代医学研究表明，白天人们肌肉的运动可以刺激神经末梢释放钙，而血液可以将它运载到睡眠中枢，等到睡眠中枢储存一定量的钙之后，人就会产生困意。意思就是说，血液里面的乳酸充足，才可以带动钙随血液流到睡眠中枢。脱脂牛奶里面含钙和乳酸，喝脱脂牛奶即可同时获取钙和乳酸，或在喝脱脂牛奶时服些钙片，效果更佳。

苹果

苹果中富含糖类、果胶、蛋白质、苹果酸、奎宁酸、柠檬酸、酒石酸、胡萝卜素、B族维生素、维生素C、钾、锌、铁、磷、钙等多种营养物质。芳香成分中醇类占92%，羰类化合物占6%。苹果浓郁的香气有镇静神经的作用，可以催眠。

小米

小米，又叫“粟”，也叫“粱”“狗尾草”“黄粟”“粟米”，味甘咸，有健脾、和胃、安眠之功。现代医学认为，饭后困倦的程度和食物蛋白质里面的色氨酸含量有关。色氨酸可以促进大脑神经细胞分泌出让人昏昏欲睡的血清素——5-羟色胺，它能让大脑的思维活动暂时受到抑制，让人困倦。大脑神经细胞分泌这种物质越多，人越困倦。小米的色氨酸含量是非常高的。小米里面的淀粉容易被消化，食用之后能让人产生饱腹感，进而促进胰岛素分泌，提升脑内色氨酸含量。

小麦

小麦有养心神、益心气的作用。小麦中富含淀粉、蛋白质、脂肪、矿物质、钙、铁、硫胺素、核黄素、烟酸、维生素A、维生素C等。

取小麦60克、大枣15个、甘麦10克一同放入锅中，加入适量清水熬煮，水煮至1/3的时候关火。临睡前一口气喝下去，非常适合神经衰弱、神志不宁、失眠者。

百合

百合又叫“强蜀”“番韭”“山丹”“倒仙”“重迈”“中庭”“摩罗”“中逢花”“百合蒜”“大师傅蒜”“蒜脑薯”“夜合花”等。百合有润肺止咳、清心安神之功，临床上多用其治疗咳嗽痰多、肺热肺燥等症。临床观察发现，百合治疗失眠多梦的效果非常好。

猪心

猪心是补益食品，经常用来治疗心神异常的病变。猪心性平，味甘、咸，主要用来补虚、安神定惊、养心补血，民间素有“以心补心”的说法。猪心所含蛋白质的量是猪肉的2倍，脂肪的含量仅是猪肉的1/10。猪心中还富含钙、磷、铁、维生素、烟酸等营养成分。经常吃猪心不但能加强心肌营养，还能增强心肌收缩力，治疗各种原因导致的惊悸、怔忡、自汗、失眠等症。

癌症患者怎样吃能缓解心情抑郁

由于对癌症的恐惧，一半以上的癌症患者存在抑郁症，10%患有精神衰弱症，8%患有强迫症。因此，癌症患者经常会焦虑、抑郁、厌食、精神恍惚等，抑郁症、焦虑的发病率最高。正是由于承受着巨大的心理压力，导致1/4的癌症患者治疗之后转移、复发。

现代研究表明，不良情绪经常是癌症发生之前的表现。一项调查结果显示，很多癌症患者发病之前都存在长期的情绪压抑和家庭不和睦。近现代研究表明，社会心理的紧张刺激会降低或抑制机体免疫能力，诱发内分泌失调。在紧张的环境刺激、恐惧、焦虑下，巨噬细胞、淋巴细胞、免疫抗体会受到影响，导致免疫能力缺损，进而诱发癌症。大量实验、临床研究表明，癌症的生长毒素和个体的生活方式突然发生改变等心理因素有关。

人有七情，七情和五脏相对应，七情适宜，五脏得安；七情过度或不及，体内的气血运行和脏腑功能就会失调，为肿瘤埋下隐患。保持平静、祥和、愉悦的心态不但能预防癌症的发生，而且能控制癌症的发展。研究表明，经常吃富含维生素B_1的食物，如糙米、黄豆制品、动物肝脏等，均有助于调节情绪、改善抑郁。

接下来为心情抑郁的癌症患者介绍几种有助于改善抑郁的食物。

深水鱼

一项研究结果表明，全世界住在海边的人相对来说更快乐、健康。不仅是由于海洋的广阔可以让人神清气爽，最主要的是他们经常吃鱼，芬兰、英国、美国的研究都发现了相同的结果。哈佛大学研究报告指出，鱼油里面含ω-3脂肪酸，是常用的抗忧郁药，和碳酸锂的作用类似，可以阻断神经传导路径，增加血清素分泌量，减轻心理焦虑。

香蕉

香蕉中含有一种叫作“生物碱”的物质，能振奋精神、提高信心。并且香蕉中富含色胺酸、维生素B_6，这些都能帮助大脑制造血清素，减少忧郁的产生。

葡萄柚

葡萄柚有浓郁的香味，能净化繁杂思绪，还能提神醒脑。葡萄柚中丰富的维生素C不但能维持红细胞浓度，增强机体抵抗力，还能抗压。重点是在制造多巴胺、去甲肾上腺素时，维生素C为重要成分之一。

癌症患者怎样吃能改善食欲状况

肿瘤患者常常会有这样的感觉，做完化疗、放疗之后会食欲不振。身边的亲朋好友为了让自己的食欲好一点，经常会准备上一桌山珍海味换着样让患者吃。可即便这样，患者仍然没有任何兴趣，甚至会出现恶心、呕吐、腹泻等症，导致体质迅速下降，治疗不能继续，甚至会影响到生活质量和疾病的后续治疗。

癌细胞的迅速生长会导致人体的消耗量增大，厌食的癌症患者会由于食量的迅速减少而导致蛋白质、维生素、微量元素摄入不足。不及时补充营养，体重就会在短时间内下降，导致机体免疫功能下降，加速病情恶化。因此，安排好癌症患者的饮食能提高治疗效果，改善患者的生活质量。

提醒吃不下饭的患者应当以素食为主，注意荤素搭配，尽量清淡饮食，多吃新鲜果蔬，忌食生冷、辛辣刺激的食物。若呕吐频繁，可以用生萝卜榨汁，之后加几滴生姜汁含咽，或吃几瓣糖蒜，或含几片糖姜片，均有扶正健脾胃之功。

经常被用来改善食欲的食材包括：山楂、白扁豆、香菇、鸡内金、柑橘、西红柿、酸奶等。

蜜饯山楂

食材构成：山楂500克，蜂蜜250克。

食疗功效：将山楂洗净、去核，放入锅中，倒入适量清水煮烂，水将耗干的时候调入蜂蜜，开小火熬煮，收汁，晾凉，放到瓶罐内储存。

烹调方法：山楂有健脾开胃、消食化滞、活血化痰之功。这款蜜饯山楂能开脾胃、助消化，非常适合晚期肿瘤或癌症放化疗后食欲不佳、消化不良的患者服食。

山楂肉丁

食材构成：山楂100克，瘦猪（或牛肉）1000克，菜油250克，香菇、姜、葱、胡椒、料酒、味精、白糖适量。

烹调方法：将瘦肉洗净后切成片，放到油锅中爆炒，用山楂调料等囟透烧干即可食用。

食疗功效：开胃、抗癌。

癌症患者怎样吃能缓解疲劳乏力

癌症患者经常会出现疲乏感，临床上被称作“癌因性疲乏”。导致这种情况的主要原因为癌症及相关治疗引起患者长期紧张和痛苦的一系列主观感觉，如虚弱、困倦、注意力不集中、做什么都没兴趣等。之所以出现这种状况，一方面可能是癌症本身所致，另一方面可能是癌症治疗的结果，甚至会影响到患者的身体、心理状态，家庭和社会的和谐以及他们对生活的满意度，这是评估癌症患者生存质量的重要内容。

随着癌症患者生存期的延长，以及癌症患者对生存质量的追求，疲乏也越来越受到人们的重视，癌症患者普遍存在疲乏问题。诱发癌症的因素很多，其作用机制也比较复杂，但是想要改善癌症患者出现的疲乏也不是不可能的，食疗就是非常不错的方法。

中医将疲乏列在虚证的范畴里，通常认为疲乏是气血不足导致。曾经有人跟踪研究了40例进展期癌症患者，让他们在常规饮食的基础上搭配补虚正气粥。结果显示，补虚正气粥的确能补气益血，促进患者食欲，改善机体营养状况，提升机体免疫力，进而抗疲乏。

接下来为大家介绍几种有补血之功的食材。

牛蹄筋

牛蹄筋口感淡嫩不腻，质地似海参，富含胶原蛋白，脂肪含量比肥肉低，而且不含胆固醇。经常吃可以增强细胞生理代谢，让皮肤更加有弹性、有韧性，能延缓皮肤衰老。而且，牛蹄筋还有强筋壮骨之功，非常适合腰膝酸软、身体瘦弱者食用。

补骨脂

补骨脂有补肾壮阳、温脾止泻、固精缩尿之功。研究表明，补骨脂含挥发油，对癌症放、化疗之后出现白细胞低下的患者来说大有益处。

鸡血藤

鸡血藤有补血活血、舒筋活络之功。研究表明，鸡血藤含鸡血藤素、鸡血藤醇、豆甾醇、蒲公英酮等营养成分。体外试验表明，这些物质对癌细胞有抑制作用，可以治疗放射线导致的白细胞减少症。实验表明，鸡血藤能补血，增加血细胞，升高血红蛋白值。

以下几款食谱也非常适合因癌症而疲乏的患者服食。

八宝粥

食材构成：党参、白术各15克，茯苓、怀山药、芡实、莲子、苡米各50克，大枣10枚，糯米100克，白糖适量。

烹调方法：将莲子去心，上述药材洗净后入锅，加水适量，煮30分钟，过滤掉党参、白术药渣，加糯米、白糖煲粥。

食疗功效：补益中气。适合肿瘤手术或放、化疗后食欲下降，不思饮食。主要表现包括食欲不振、倦怠乏力、多汗、饭后腹胀、大便稀溏等。

参茸炖龟

食材构成：龟肉500克，人参10克，鹿茸3克，苡米50克，调料适量。

烹调方法：将龟宰杀后去头、爪、内脏，洗净之后切成块状，诸药用纱布包好放到锅内，加生姜、清水等，水沸后撇去浮沫，调入料酒、猪油等，开小火煮至肉熟，调入食盐、味精即可。

食疗功效：益气温阳，养阴填精。适合肿瘤患者阳气虚弱及化、放疗后红、白细胞下降等。主要表现包括体弱气虚、畏寒肢冷、四肢无力、精神不振等。

八珍鸡汤

食材构成：母鸡1000克，当归、白芍、熟地、川芎、白术、甘草各6克，党参、茯苓各10克，生姜3片，调料适量。

烹调方法：将鸡肉洗净之后切成块状，放到砂锅里，加生姜、诸药（布包）和清水适量。开大火煮沸后，转成小火炖至鸡肉烂熟，取出药包，调入食盐、胡椒粉、味精即可。

食疗功效：气血双补。适合肿瘤患者手术及放、化疗后红、白细胞下降等。主要表现包括面色苍白、咽干口燥、动则气喘、心悸失眠等。

癌症患者怎样吃能解决大便不通

便秘就是指排便次数减少、粪便量减少、粪便干结、排便费力等，一般以排便频率减少为主，通常每2～3天或更长时间排便一次。便秘对人体健康的危害非常大，不但可能诱发乳腺癌、肠癌，影响儿童智力发育，还可能导致急性心肌梗死、脑血管意外，患者出现生命意外。长时间便秘，会由于身体中产生的有害物质无法及时排出，被吸收入血液之中而导致腹胀、食欲下降、口内有异味、易怒等症，增加贫血、肛裂、痔疮、直肠溃疡、直肠癌的发生率。

一项临床资料显示，“乳癌前期病变”的女性中有23.2%存在便秘症状，无便秘者仅占5.1%。医学专家检查结果显示，每天大便一次的女性，每20人中就有1个乳房细胞发育异常；每周大便低于2次的，4个人中就有1人乳房细胞发育异常。那么，长时间便秘和乳癌之间有何关系呢?

专家发现，便秘患者的粪便里面存在一种致突变原。测定结果显示，该突变原和目前已知的几种致癌物质类似，经肠道吸收之后会随血液循环进入对其相当敏感的乳腺组织，如此一来，乳腺癌的发生率会明显增加。

另外，肠道中有五种细菌可使粪便发酵，产生与结肠癌相关的致癌突变原，便秘与肠癌也有密切关系。

大便不通是癌症患者常见的临床表现，总结起来原因如下：肿瘤多发生在中老年人的身上，他们的体质衰弱，特别是晚期肿瘤患者，身体的各个器官都处在衰竭状态，加上放化疗的副作用，更容易气虚、阴虚亏虚，诱发便秘；药物因素，和便秘有关的药物包括镇痛药、化疗药、止吐药；长期病痛和精神折磨导致患者食欲下降，再加上现代人的食物精细、缺乏纤维素，导致正常的胃肠蠕动、吸收功能受抑制，最终诱发便秘。

多数人便秘是以上三种原因并存，并且恶性循环。大便不通会严重影响患者的生活质量、临床疗效。那么，除了通过药物辅助排便外，还有哪些食物能帮助患者通便排毒呢？首先要注意多喝水，进而刺激肠蠕动、血液循环，还要注意多吃些胡桃、黑芝麻、红薯、山药、蜂蜜、香蕉、萝卜和富含纤维素的绿色蔬菜。

接下来为癌症患者推荐几款有助于排便的膳食。

桃花粥

食材构成：鲜桃花瓣10克（干品2克），粳米30克。

烹调方法：将桃花瓣和粳米一同放入锅中熬煮成稀粥即可。隔天服1次，连服7～14天。

食疗功效：行气活血，利水通便。

芝麻润肠糕

食材构成：黑芝麻60克，菟丝子、桑葚子、白糖各30克，火麻仁15克，糯米粉600克，粳米粉200克。

烹调方法：将黑芝麻拣杂，淘洗干净后晒干，放到锅内，开小火炒至香熟，备用；将菟丝子、桑葚子、火麻仁分别拣杂，放到砂锅内，倒入适量清水，开大火煮沸后，转成小火煎煮20分钟，去渣留汁，备用；糯米粉、粳米粉、白糖放到盆内，兑入菟丝子、桑葚子、火麻仁药汁，倒入适量清水，搓揉成软硬适中的面团，将其制成糕，糕上抹上一层植物油，撒上一层黑芝麻，放到笼屉中，上笼，开大火蒸熟即可。每天2次，每次50克或100克，任何时间都可服食。

食疗功效：滋补肝肾，润肠通便。

处在恢复期的患者应该如何饮食

如今，癌症的发病率越来越高，已经严重威胁到人体健康和生命安全，由于生存率低、疗效低、发病日趋年轻化，所以人们越来越恐惧癌症。好不容易接受了手术、化疗、放疗，处在恢复期阶段，却过着“提心吊胆”的日子，担心癌症的复发，每天过得都不踏实。正确做法是定期复查、做好心理调节、饮食和运动调整。本节主要介绍处在恢复期的患者应该如何吃。

变换花样做菜肴，重视菜肴的色香味，提升患者食欲。

临床上，很多患者家属在患者处在癌症恢复期时会给患者准备各式各样的滋补品，如人参、海参。这些滋补品虽然是好东西，但是天天吃不一定对患者的身体有益。因为每种食物所含的营养成分都是不同的，想获得最佳营养，一定要注意食物多样化，多变换花样做菜肴，同时重视菜肴的色香味，以提升患者的食欲，改善患者的消化系统功能。对癌症患者来说，最好的补益不是吃得多营养，而是吃得合理。

确保患者摄入足量的蛋白质

蛋白质是修补组织器官、保持免疫系统健康的重要营养物质。对于人体来说，优质蛋白质就是肉类食物，癌症患者适当吃些瘦肉、鱼肉等动物蛋白质，即可满足身体对营养物质的需求。

选择煮、炖、蒸等烹调方法

对于癌症患者来说，保护好肠胃功能是非常重要的，癌症患者手术后、放化疗后，胃肠功能就会受损。因此，饮食上一定要格外注意，选择容易消化的食物。日常生活中的诸多烹调方法中，煮、炖、蒸等方法烹调出的食物相对来说更容易消化，有助于患者的身体恢复。

多吃富含维生素的新鲜果蔬及其他有助于抗癌的食物

维生素可以帮助我们的身体充分利用食物里面的能量。维生素A可以维护上皮组织的正常形态和功能，增强机体抗病能力；维生素C可以增强机体免疫功能；维生素E有抗氧化之功……而这些营养素都能从新鲜的果蔬中获得，一些微量元素也广泛存在于食物里面，如牡蛎之中富含锌、肝脏之中富含铁、牛奶之中富含钙、海鲜之中富含硒。

饮食上有所禁忌

很多患者得知自己罹患癌症之后，会开始注意自己的生活起居，特别是在饮食方面开始大肆进补，但是补到最后却发现自己的身体不仅没有变得强健，反而每况愈下。实际上，癌症是机体的病理状态，发病根源就是阴阳无法顺接，机体的阴阳失衡，逐渐被耗散，无法固摄于内，使得正从邪化，恶气恶血停留在身体中，诱发癌症。在这个病理过程中，人体的正气发挥重要作用，体内的正气旺盛，即可不断从外界吸收营养物质被身体所利用，转化成正常的组织、细胞、能量；一旦正气缺乏，营养物质不但不能被机体正常吸收，还会助长身体中的邪气，即癌细胞。这个过程持续的时间久了，就会诱发癌症。人体的正气是由饮食化生来的，饮食不当，就会损伤胃气；正气缺乏，抗邪就会无力。

生冷食物一般不容易消化，并且卫生条件差，易诱发积食、肠道感染、腹泻等多种胃肠疾病。在癌症患者中，腹泻是常有的事情。虾、蟹等也不能吃，因为虾、蟹味咸性寒，为大寒之品，会损伤人体阳气。肿瘤患者本身体内的阳气就不足，再被这些寒性食物伤害的话无异于雪上加霜。而且，虾、蟹属异体蛋白，很难被人体消化，转化过程中会消耗掉身体中的大量能量、酶，不利于机体抗癌的过程。

在中医看来，食物有阴阳之分，而且食物都有自己的性质，身体状况不同，对饮食的需求也是不同的，特别是处在化疗期间的患者更应当注意食物的性质。化疗的药物大都属凉性，大大削弱了患者的阳气，此时再吃凉性食物，阳气就会被伤得更重。

辨证选择药膳

我们的祖先早就知道将谷类、畜类、水果类、蔬菜类配合在一起调养身体。癌症患者的康复治疗中，药膳起着重要意义，药膳不仅不会像中药汤那样口苦味重，而且色香味俱全。不过要注意辨证用膳，癌症患者化疗之后经常会出现精神困倦、四肢疲弱、短气懒言、头昏自汗、食欲不振、腹痛腹泻、舌质淡、脉缓无力等症候。中医辨证为脾虚气弱证，此时可以选择健脾益气药膳，选择党参、白术、山药、大枣、薏苡仁、芡实等搭配在一起，烹调成各种膳食，如大枣粥、莲子粥、山药大枣粥等。

第八章

从心开始：
癌症患者的精神调养不可忽视

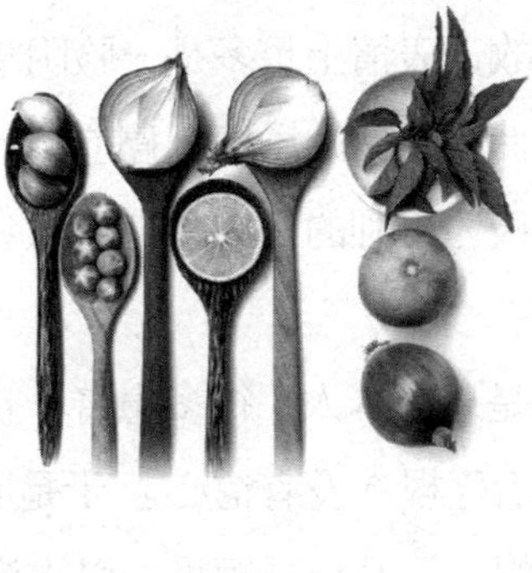

癌大莫过于心死

一提起癌症，很多人的第一反应就是头皮发麻。癌症这个词就像魔鬼一样，让人们谈之色变。于是，有人听说紫外线能致癌，便吓得不敢晒太阳了；听说油炸食品易致癌，索性连油都不吃了；看到科普文章介绍首饰会释放射线，从此就和金项链、金戒指说拜拜了……这些现象表明，还有很多人对癌症没有形成正确的认知，认为只要得了癌症就等于被剥夺了生命，他们觉得自己生活在一个充满致癌物质的世界中，无时无刻不在承受着癌症的威胁，这种心理状态在现代医学上被称之为“恐癌症”。

正常人如果患了“恐癌症”，日常生活和身体、心理健康都会受到极大影响。德国学者巴尔特鲁施博士调查了8000位不同的癌症病人，发现大多数癌症都发生在失望、孤独、懊丧等严重的精神压力状态下。现实生活中，大多数的癌症患者也都是经受过某种变故，表情上也多是一脸阴暗；甚至电视或电影等文学作品中也为癌症的发现设计了类似的场情。癌症患者如果存在恐癌心理，那么对于康复治疗而言，将是极为不利的。它会造成患者对癌症的绝望和消极对待。

绝望的情绪最常见。首先是患者本人，很多患者一旦得知自己患上癌症，就会觉得“一切都完了”，对治疗根本没有信心。于是听天由命，不做它想；极度紧张，备受煎熬；过度恐惧，乃至自寻短见，以求解脱。其次是身边人，如夫（妻）、子女、亲朋好友的绝望情绪也很常见，他们难过、悲切，有时其紧张程度甚至超过患者本人，在患者尚能自持时，家属反而控制不住情绪，这无疑会给患者造成非常大的思想负担，对于病情的缓解和康复，绝对是非常有害的。

消极对待带来的后果更为严重，远远超过绝望情绪。就患者而言，讳疾忌医的情况虽不多见，但得知患病以后的消极行为则非常普遍。比如，不愿意再去医院进行治疗，觉得那是在烧钱；不再参与任何活动，活一天算一天；等等。这种情绪主观上是逃避现实，客观上是在——等死。

一个在精神上等死的人，他又怎么能活的长久。

我们不能忽视心理因素在战胜疾病过程中的重要意义，我们必须认清消极心理会给癌症治疗造成莫大的阻力。放下思想上的包袱，正确认识癌症，积极主动地与癌症抗衡，是我们最终战胜癌症的前提。

事实上，在今天，癌症已非不可治愈，它正逐渐被人类所控制。2006年，世界卫生组织WHO已将癌症定位可控性的慢性病。

医学数据显示， 至少有1/3以上的癌症患者是可以康复的。 尤其是近年来，我国几个主要恶性肿瘤的治疗水平更是有了很大的提高。以最令人闻之变色的肝癌为例， 过去， 在我国晚期肝癌没有治愈率，患者一旦被发现肝癌晚期，生存时间几乎不会超过十个月，而现在，有1/4的肝癌患者获得了5年治愈的疗效，而且治疗水平仍继续提高着，前景十分乐观。再者，癌症如果能够早期发现，大多都是可以治愈的，而早期发现是完全有可能的。就我国现有的早期诊断方法和技术设备而言，足以使我们发现早期癌症的蛛丝马迹。

事实上， 许多临床例证已然证明， 我们在癌症面前并非完全处于被动地位，所以，请不要再视癌症为洪水猛兽，昂起你的头，去与它战斗。

不良情绪提升癌症死亡率

人的身体健康状况与情绪是息息相关的，中国古人早就意识到了这一点，所以中国的“病”字下面放了个“丙”。“丙”这个字，在天干地支中是与“心”相对的。古代医学者已然发现在疾病的成因中，“心”起了很大作用。这个“心”不是跳动着的泵血的心脏，而是指心情。

有两项关于癌症的研究很能说明这个问题。

第一项研究发现，某些癌症患者在患病后又患上了精神分裂症，原本被认为雪上加霜的事情却使他们的生命得到了延续，多年以后，与其同期患病的正常人很多都已经过世了，而他们虽然疯疯癫癫，却大部分还都活着。这其中也许有很多原因，但极重要的一点是——他们的心境变了——他们的精神分裂了，一直揪着的沉重的“心”不复存在了，那些因“心”而发生的疾病由此也就失去了立足之地。

另一项研究则发现，情绪消沉或有抑郁症的癌症患者死亡率比精神状况良好的癌症患者死亡率高。

这是一项以9417名癌症患者为对象，所做的26项独立研究，最终结果显示，有抑郁倾向的癌症患者死亡率比精神状况良好患者死亡率高25%；确诊抑郁症的癌症患者死亡率比精神状况良好患者死亡率高39%。

另外，消极情绪使癌症病人不愿配合治疗，也是导致其死亡率增高原因之一。

事实上，目前，癌症患者中有三成是因为癌症恐惧症而死亡，而70%～80%的癌症患者都存在不同程度的心理障碍，主要表现为抑郁、焦虑、烦躁、恐惧等。除了癌细胞，心理因素正成为扼杀癌症患者生命的一个重要因素。

所以说癌症患者要想获得最好的治疗效果，首先必须建立起有益于康复的心理状态。我们提醒患者，不要把全部希望寄托在治疗上，不要把医生当成唯一的救世主，而应该唤起自己，调动自身的能量去遏制癌症的伤害扩大。

在这里给患者们提两点建议：

1.请积极向能够帮助自己重获健康的每一个人寻求帮助，譬如家人、好友、医生、护士，让他们给予你更多的爱护和照料，鼓励和支持，请他们理解和宽容你的情感需要和情绪波动，你与癌症搏斗的勇气不光要靠自己，也离不开你身边的人。

2.不要去想疾病的最终结果。如果你认为将来难以逃脱命运的残酷，必然会自暴自弃，加剧生理状况的恶化。你要告诉自己，所有的痛苦都是暂时的，由此带来的烦恼也必将过去。

很多肿瘤患者都是被吓死的

很多癌症患者其实并不是死于疾病本身，而是死于由疾病引发的恐惧、悲哀和绝望。老话讲“哀莫大于心死”，这是千真万确的。有人说“中国的肿瘤患者，50%是被吓死的”，这句话绝不是空穴来风，而是一个残酷的事实，很多癌症患者的的确确是被吓死的！

在中国，由于多数人对癌症缺乏足够的认知，因而许多人一旦患病，便觉得天塌地陷，认为“一切都完了”，开始消极地等待死亡的到来。人，尤其是病人，一旦在精神上失去生存的信念，常常会过早的死去。

在中国，得了癌症，一是吓死的，二是愁死的，三是病急乱投医治死的，四才是病死的。

事实上，一个人机体上得了癌症，并不是最可怕的，癌症非绝症，癌症的死亡率并非最高，我国死亡率最高的是心脑血管病。与糖尿病等富贵病一样，有些癌症也是一种生活方式病，大部分癌症患者可以通过科学的综合疗法，得到不同程度的康复。最可怕的是，我们的精神也得了癌症，精神垮掉了，那么这个人真的就无药可救了。

在这里有必要再强调一次——癌症不等于死亡！

我国有一位著名的抗癌明星，叫高文彬，他是原海军政治部文化部副部长。

1976年，他被查出晚期肺癌，入院进行手术。然而医生在开刀后却发现，他体内的癌细胞已经广泛扩散，无法再进行手术，只好缝合。当时，医生曾表示，他只有半年左右的时间了。

不过他不信命，面对死神的威逼，他不恐惧、不放弃，而是怀着坚定的信念和乐观的态度与癌症做斗争。

除了放疗、化疗和中医中药治疗外，他一直坚持练气功，冬三九、夏三伏，从不间断。13年后，也就是1989年，他总结了自己和癌友们的抗癌经验。撰写并出版了《癌症康复者谈抗癌》一书，在众多患者中流传，使他们增添了战胜癌症的勇气和力量，高文彬也成了鼓舞众多癌症患者康复的榜样。1998年，76岁的他因心脏病去世，至此，他在被查出晚期肺癌后整整又活了22年。

所以说，如果真的很不幸被检查出癌症，也千万别成为那被吓死的一半。悲观失望或恐惧的情绪是癌症进展的催化剂，乐观自信的态度是战胜癌症的前提，每一个从癌症中活过来的人都是乐观、豁达的，无所畏惧或没被肿瘤吓倒的。

有了这三心，命就保住了一半

我们不能说精神是万能的，但是至少在癌症康复过程中，没有精神是万万不能的。没有精神和毅力的支撑，即使用再好的药物都不会产生很好的作用。精神，承载着生命的延续。

宋美龄女士，1976年就被诊断出患有乳腺癌，并先后两次做了乳房切除手术。然而，她面对疾病却能泰然处之。1996年，宋美龄在答记者问时说道："上帝让我活着，我不敢轻易去死，上帝让我去死，我决不苟且地活着"。她88岁时仍然精神矍铄，106岁才去世，但并不是因为乳腺癌。

大量事实表明，癌症患者保持乐观的生活态度，树立战胜疾病的信心，坚信自己的康复能力，是克服癌魔的首要前提。

1.信心

患者日常应以饱满的精神，乐观的情绪，将生活安排的多姿多彩。切忌患病后怨天尤人，放任自流。要尽量做到生活自理，如就医、服药、吃饭、自我卫生等等，能力范围内的事情要自己做；肢体不全或面部破相的患者，更不能自卑，应到社会中、到公共场所，去展现自己的精神风貌和抗病能力，这样才能取得与癌症斗争的胜利。

2.恒心

患者应保持生活的规律性，既不要卧床大养，也不要过度劳累，更不要随着性子来。规律的生活可使机体处于正常的工作状态，这样，肿瘤的复发、转移也就无机可乘。平时应进行合适的锻炼，如漫步、慢跑、跳舞等。对于癌症的康复调养，要持之以恒，切忌虎头蛇尾。

3.开心

患者要注意调整自己的精神状态，努力做到遇事不生气，不发脾气，心平气和地对待人和事。对待病症不妨糊涂一点，潇洒一点，在生活上可随和一些，但在抗癌上更应坚强起来。

癌症患者糊涂一点不是坏事

根据很多临床经验，医生们发现，有两类癌症患者生存期最长，他们是糊糊涂涂或者大智若愚的人。

曾经有个肿瘤专家说，他就特别喜欢医治那些农村的老大爷和老大妈，也许他奔赴过来，找你看病的时候，已经是癌症中晚期了，但是给他调整、治疗后，病情都会较为稳定。因为只要你告诉他："没什么太大的问题，回去好好吃药，心情放宽，就会没事的。"他们通常都不会怀疑你说的话，高高兴兴地回去了，回家之后，也不会唉声叹气，整天寻死觅活的，几年以后，照样还活得好好的。

可见，对于癌症患者而言，糊涂一点并不是坏事。

有位女士，先前被检查出患上了胰腺癌。次年剖腹探查时发现癌肿已裹住大血管，这种情况是不能再进行手术的，只能关腹。家里人怕她伤心绝望，就说了个善意的谎言，告诉她胰腺癌已经切除了。于是，她开始接受中医药治疗。

这位女士有一种很好的性格，就是什么事都不往心里去。家人说胰腺癌已经切除了，她就信了。一段时间以后，她感觉心窝下疼痛，主治医师在家属的要求下告诉她是刀疤疼，她也信了，但其实是癌痛。又过了一段时间，她的症状基本都消除了，她就想去上班。在得到医生的允许以后，她上班了。结果有位同事无意间说走了嘴，让她知道了自己的肿瘤并没有切除，但她并没有特别激烈的反应，反而很豁达地说："反正已经不痛了，不影响我的生活，它（肿瘤）愿意在那里就在那里吧。"

就这样，这位女士若无其事的治疗着，开开心心的生活着。当年年底去做CT检查，胰头肿块小了很多。次年年底再做CT检查，胰头已经正常了，无肿块了。两年以后她感到肝区痛，但她并没有惊慌失措，CT检查显示有胆囊结石。医生建议她切除胆囊，她毫不犹豫地同意了，手术室打开腹腔一看，胰腺已经完全正常了。从患癌到现在，她已经乐呵呵地生活了12个年头了。

有句话说得好"既来之，则安之"。病是一种客观的存在，但未必就会致命。随着科学的发展，癌症已不再是绝症，只要做到早发现，早治疗，科学治疗，就有恢复健康的可能。癌症患者应该具备这种心态——在战略上藐视它，在战术上重视它。不要被癌症所吓倒，不能因为自己的情绪波动而降低了自身的抵抗力。

患了癌症以后，我们不妨"糊涂"一些，因为这有助于调节情绪、改善生理功能、调整免疫，从而促进康复。

以积极心态看待治疗后的复发状况

很多患者一开始治疗的效果不错，病情得到了一定程度的好转，但出于某种原因，突然又复发了，因而心里七上八下，疑疑惑惑，对于医生及其治疗方法也不信任了。这对患者的康复治疗显然是极为不利的。

在这里敬告患者朋友，不要把复发看成是治疗的失败，不妨积极一点，换个角度，把它看作是体内富有心理暗示意义的生理信息。这些信息的意义可能是：

1.你可能并没有很好的控制自己的情绪冲突，病情的复发提醒你，你需要解决心理上的冲突，并请专家帮你做更进一步的治疗。

2.你可能尚未找到满足自己情感需要的方法，不妨阿Q一点，想想患病期间出现的让自己高兴过的事情，找到满足自己需要的适宜方式。

3.你可能在改变生活方式的过程中，求胜心切，导致了心理紧张，复发正是身体向你发出的警告：欲速则不达，心急吃不了热豆腐。

4.你可能在感觉到有明显好转以后，过于自我放松，放弃了先前的标准，没有将适合康复的生活方式坚持下去，复发是对你的一种敬告，你必须重视并坚持健康的生活方式。

5.可能你并没有调整好自己的心理状态，仍干着跟自己过不去的傻事，复发就是在提醒你别在和自己较真了， 要把自己的正当需要和健康当作头等大事，认真对待。

这只是疾病复发带来的一部分信息，癌症专家可以帮助患者搞清楚复发的全部信息。但最重要的还是，患者本人必须积极探索自己的内心世界，清楚地了解这些信息的内涵，正如老话所讲——“解铃还须系铃人”。

另外，患者应认真检查复发之前那段时间，自己的生活和情绪到底发生了什么样的变化，自己的行为与治疗初期有什么不同，这对我们探明复发原因，纠正错误的情绪和生活方式，是极为有帮助的。

第九章

病症患者的应该注意的生活方式及体育锻炼

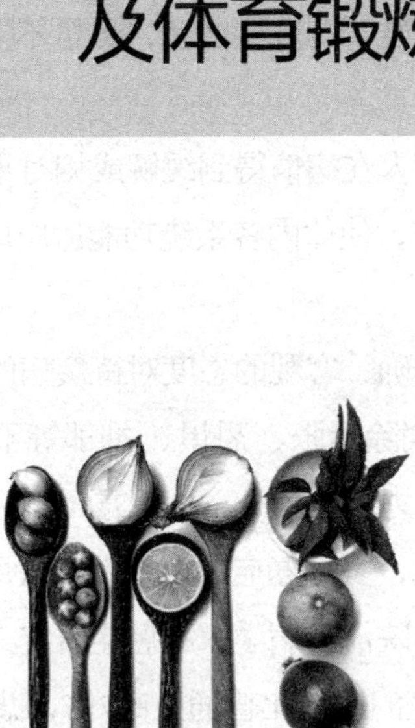

生活细节做好，复发概率更小

患癌以后，病人除了按时进行专业科学的治疗外，日常生活细节也一定要大力重视起来。要知道，对于患者而言，任何一个细节上的疏忽，都可能酿成大祸，危机病人生命安全。为了尽快康复起来，病人在日常生活中务必要注意：

1.保持室内空气新鲜，温度、湿度要适宜，尽量不要前往空气流通不好，人员相对集中的地方。

2.保持生活的规律性。病人在病情得到缓解或相对平稳以后，不要卧床大养，要把自己生活起居规律化，使体内各系统功能适应规律性变化，将有利于控制病情和促进康复。

3.保持情绪稳定。在以正确、客观的态度对待疾病的基础上，从精神、心理上树立战胜疾病的信心，消除紧张、恐惧、抑郁等不良情绪，保持乐观心态，以饱满的精神进行生活，力求达到身、心两方面的平衡和稳定。

4.戒烟、戒酒。研究发现，多种癌症的发病率与饮用啤酒和烈性酒有密切关系。加拿大麦吉尔大学医学院流行病学家和癌症研究人员调查发现，大量饮用啤酒和烈性酒的人患食道癌的概率比普通人高7倍，患肝癌的概率是一般人的9倍，患结肠癌的概率增加80%，患肺癌概率增加50%。对于癌症患者而言，戒酒是势在必行的。而烟草，含有煤焦油、尼古丁等多种有害致癌物质，会加重肺癌、鼻咽癌、口腔癌等病情。

5.注意饮食调养。不要吃辛辣刺激的食物，不要吃海鲜、羊肉等，尽量清淡饮食，多吃蔬菜水果，可以吃一些高蛋白的淡水鱼肉、鸡肉、鸭肉以及蛋类，不吃不洁、不熟的食物，少食油腻的食物。

6.适当的娱乐和体育锻炼。病人在康复过程中，一定要培养自己的生活情趣以及进行适当的体育锻炼，这能够给患者带来愉快情绪体验，有益身心健康。

7.养成良好的卫生习惯，保持好个人卫生，以防继发感染。

8.避免过度劳累。过度劳累会导致体内免疫功能降低，加大病情恶化和复发的概率。

不同癌症患者需要注意的生活细节

口腔癌

1.口腔癌患者务必戒烟戒酒。烟中尼古丁的主要成分是亚硝酸类物质，可以造成口腔黏膜的损伤，导致正常口腔细胞的变性。而喝酒，尤其是烈性酒，会使口腔黏膜表面的防御系统受到破坏，灼伤口腔黏膜。

2.不吃烫食，少食辛辣刺激性食物。烫食损伤黏膜造成溃疡。对牙齿也有害处，它能造成牙龈溃烂和过敏性牙齿。

3.保持口腔清洁卫生。经常漱口刷牙，保持口腔清洁卫生，使口腔疾病早日治愈。

鼻咽癌

1.保持照射野皮肤清洁、干燥，避免用碱性肥皂、油膏、化妆品，防止机械性刺激、摩擦和手抓，避免热敷，局部痒可涂薄荷淀粉，有轻度渗出或破溃可涂氢地油。

2.注意口腔卫生，用软毛牙刷刷牙，并用生理盐水或朵贝尔氏液漱口，最好是三餐饭后、睡前刷牙漱口。放疗前必须洁牙并治疗牙疾，以免放疗后局部抵抗力降低，如拔牙，会引起广泛骨坏死。

3.保持鼻咽腔清洁，每日鼻腔冲洗二次，另外可用0.25%氯霉素眼药水滴鼻，氯酮液喷喉、喷口咽每日2~3次。

4.注意耳、眼的清洁与保护，可以滴抗感染的眼药水、四环素、红霉素眼药膏等。眼睛不能闭合时夜间要用纱布遮盖。

5.饮食宜均衡，多吃蔬菜、水果应给少油、清淡、高蛋白、高热量、高维生素、多铁。禁忌烟酒、避免刺激口腔及鼻黏膜。放疗后饮食无味或异味及口腔黏膜反应，要鼓励患者进食，做到少量多餐。口腔反应严重时给予半流质饮食，鼓励多饮水。

6.少量涕中带血时，局部可用麻黄素止血；中量出血时，可局部用麻黄素、肾上腺素纱条或鼻棉填塞止血、肌注止血药；大量出血时，嘱咐病人不要咽下流血，保持镇静，及时报告医生进行抢救。

食管癌

1.少食多餐，避免食用过硬或粗糙食物，辛辣及油炸食品等刺激性食物。

2.食道癌手术后病人宜改变睡姿，使头部略微抬高，阻止食物由胃返流入食道。

3.戒烟戒酒以减少肿瘤复发的风险，同时改善食欲和营养。

4.定期随访观察，如有不适及时就医。

白血病

1.白血病的症状中，贫血是患者十分常见的，白血病的护理就要对贫血进行注意，对于贫血的患者一定要保证营养的供应，对于白血病的护理一定要使饮食规律化还有标准化。主食的米或者是面，副食的鱼、蛋、蔬菜等，务必每餐必备。

2.防治感染，是白血病治疗期间的注意要点之一。受疾病的影响，患者的免疫力会急速下降，以至于很容易受到病菌等有害体的感染。因此，患者在治疗时，一定要格外注意，做好护理工作，以免感染的发生。

3.白血病患者在治疗时，一定要远离毒素。因为，疾病的发生与各种放射物等有害物质有一定的关系。所以，对于患者而言，一定要进行远离这类物质。比较常见的放射物质有：X线、放射源等。

4.注意患者的饮食。良好的饮食不仅能够为患者提供充足的影响，而且还具有很好的辅助治疗作用。因此，患者在治疗时，一定要根据患者的病情，来进行合理的膳食。

5.贫血出血是白血病患者十分常见的一种症状，因此护理白血病就需要大家进行补血，而还要多吃含铁量丰富的食物可有助于血液增长，含铁丰富的食品有瘦肉、泥鳅、蛋黄等，一些绿色蔬菜中一般还含有较多的铁。然而，植物体中的铁很难以被吸收，因此，摄取动物性的一些食品是比较明智的。

淋巴癌

1.患恶性淋巴癌的病人，应遵医嘱，按时服药，接受化疗，并须定时检验白细胞，如果白细胞降到4000以下，则应暂停化疗。在治疗过程中若淋巴癌患者出现药物的副反应，应及时告诉医生，采取适当的对症措施。

2.淋巴癌病人的生活应有规律，避免劳累及精神刺激。

3.宜进食蛋白质，热量、维生素含量较高的食物，以及新鲜的蔬菜和水果。

肝癌

1.肝癌患者千万要忌“酒”，白酒、啤酒都在禁忌范围之内。酒的主要成分是乙醇,乙醇在肝脏内可以转化为乙醛,会直接伤害肝细胞，甚至使肝细胞变性或坏死，导致病情进一步恶化。肝癌患者本身肝脏已有病变,很多有肝炎、肝硬化背景，如果再饮酒，可以使肝功能恶化，加速病情发展。

2.不宜进食太多的油腻食品，不吃生冷卤菜，以免造成肠道感染，加重对肝脏的损害。对于肝功能尚好的饮食，宜进食高蛋白质、高维生素类食物，碳水化合物摄取要适量，不可过多。

胃癌

1.胃癌病人在出院之后，家属可以安排病人吃一些较软的食品，主食与配菜宜选营养丰富，易消化食物，忌食生冷、油煎，酸辣等刺激易胀气食物，术后3～6个月后可逐渐据身体情况恢复到普通饮食。

2.胃癌患者饮食的食物务必要新鲜，假如食物是要放置较长时间的，一定要科学贮存，避免患者吃到霉变食物。另外患者要多吃新鲜蔬菜和水果，增加蛋白质的摄取量，但也不要过量的去吃，避免导致胃的消化不良。优质的蛋白质的摄取，能增强患者的免疫能力，使患者更进一步的抵抗胃癌。

肺癌

1.加强营养，进食高热量、高蛋白、高维生素饮食，多吃新鲜蔬菜和水果。

2.避免到人多的集市、公共场所，注意保暖，避免受凉及感冒。合理安排休息与活动，避免疲劳，适当参加社会活动和工作。

3.保持良好的情绪，注意心理保健，树立战胜疾病的信心。

4.坚持按医生要求完成中医治疗及放化疗。密切观察和处理治疗期间的各种反应，注意保护照射区皮肤干燥，避免摩擦、热敷、理疗、涂刺激性药物和肥皂水擦洗。

5.禁食烟酒，禁食辛辣刺激的食物，禁食油腻，煎炸的食物。多食能滋阴润燥的甘凉食品和清热解毒的食品。如：生梨汁、鲜藕汁、芦根汤、西瓜、蜂蜜、绿豆汤、百合及各种蔬菜和新鲜水果，忌食助湿生痰的食品和辛辣的食品，如姜、韭菜、葱、山芋、肥肉、辣椒和胡椒等。

6.某些肺支气管癌患者或许已接受部分肺切除手术，甚至喉癌罹患者亦施行气切手术，而在平时或许就有呼吸不适甚至呼吸困难的症状，则在外出旅游上飞机前可将此病况告知航空公司，或许他们会为你特别准备某些携带式的氧气筒，来供应不时之需，而某些特异性的化痰或支气管扩张剂更应该随身携带着。

乳腺癌

1.乳腺癌患者最好不要穿紧身的内衣，以免影响到淋巴和血液循环，通常带钢托的胸罩比较紧，最好还是不用。建议选用轻柔舒适、宽松的胸罩和内衣。

2.最好不要进行剧烈运动，如跑步、登山等，以免关节负重受损，建议进行游泳、慢走等舒缓运动。

宫颈癌

一般情况下，宫颈癌是不会传染的，到目前为止，没有发现癌症发生传染的令人信服的证据。而且宫颈癌患者经过积极的治疗，病情稳定后，可以和健康人一样，正常地工作、生活。和谐的性生活，对配合治疗是有好处的。但是，女性在性生活时要多注意。

1.不宜剧烈与深入。接受了根治性子宫全切除的患者，由于阴道有部分被切除，阴道较短，所以过性生活时避免过于剧烈及深入。

2.房事前要多爱抚。合并双侧卵巢切除的患者，性交时阴道较干涩，夫妻间可通过如拥抱、爱抚、亲吻等刺激，增加阴道的分泌物，或使用经医师许可的水性润滑剂，以获得性满足。

3.做好个人卫生。维持个人清洁卫生，去除异味。在性交前冲洗会阴部，且于事后立即排尿。当出现尿道感染症状时，请勿性交。性交中有疼痛或出血应暂停性活动。

前列腺癌

1.注意生殖器卫生。男子要经常清洗自己的外生殖器，配偶也应注意卫生，以防止隐藏在外的细菌进入男性尿道，侵犯前列腺。

2.注意性生活方式。患有前列腺疾患者，要注意夫妻性生活的适当，既不可纵欲过度，又不宜盲目节欲。

3.别骑车过度。前列腺癌患者不宜久骑自行车及摩托车，以免前列腺部受压。

4.调理好饮食。前列腺患者的饮食宜清淡，低脂肪，避免辛辣和烟酒，多食谷类、坚果与蔬菜类食物。饮酒可使前列腺及膀胱颈充血而诱发尿潴留，患者需绝对戒酒。

直肠癌

1.肠癌术后需要禁食3～4天，等到肠蠕动恢复后，即患者有肛门排气后，方可进食易消化、营养丰富的流质食物；面条、稀饭、馄饨等富含蛋白质、低纤维素的半流质食物宜选在一周后进食；术后两周可进食易消化的少渣普食，禁食粗粮及纤维多的蔬菜，如芹菜等，以减轻肠道负担。

2.直肠癌术后患者出院后宜进食易消化营养丰富的均衡饮食，生活饮食规律，平时注意饮食卫生，不吃生、冷、坚硬、煎炸、腌制食物，禁忌烟酒，养成定时排便的良好习惯。

3.一定要少吃或者尽量不吃含酒精类饮料；洋葱、地瓜、椰菜、豆类、萝卜等易产气的食物；鸡蛋、朱古力、葱、虾等易产生臭味的食物；柿子、葡萄干、干果、核桃及油煎食物等难消化并易造成阻塞的食物；咖喱、咖啡、蒜头及香精等易引起稀便的食物；辣椒、胡椒等对肛门有刺激作用的辛辣食物。

手术后不能盲目进补，防止肠胃受损

手术之后患者的元气大伤，很多人认为既然患者此时很虚弱，就给他“补补”吧，于是高热量、高蛋白、高维生素的食物被一一端上餐桌。可是，这样做真的对患者有益吗？真的能促进消化吸收和组织修复吗？

不一定，高热的食物虽然能节省蛋白质消耗，但是我们要明白，经过手术之后，患者的消化吸收能力变差，此时吃太多的动物脂肪是不利于消化的，应当注意吃些容易消化的能量食品，如蛋、奶、肉汤、豆制品等，还需要适当增加维生素的补充量，弥补食物里面维生素的供给不足。

为了促进伤口愈合和组织修复，饮食上要注意适当吃些有收敛作用的食物或药物，如鸽肉、太子参等，可以敛汗、促进伤口恢复。

手术后，患者的胃肠功能较差，消化、吸收功能大大降低。因此，饮食上要注意不能盲目进补，应当根据自身情况少吃或不吃滋补功效太强、不易被消化掉的食物，防止加重胃肠负担。应适当吃些清补、易消化的食物，如小米、鸡肉、枸杞子、芡实、太子参、西红柿、菜花等。不宜吃烧烤类、煎炸类、生冷类以及脂肪和蛋白质含量过高的食物。

接下来为癌症手术后的患者推荐几款适宜的药膳：

西红柿花生大枣粥

食材构成：花生、大枣各30～50克，粳米100克，西红柿50克。

烹调方法：将花生、大枣洗净后一同放入锅中，倒入适量清水煮熟，加入淘洗干净的粳米熬成粥，食用前拌入适量洗净切碎的西红柿即可。

食疗功效：大枣、西红柿均富含维生素C，能提升人体的抗癌功效；西红柿的番茄红素也能抗癌。此粥适合食道、胃、肠、肝、胰、胆消化系统肿瘤手术后的患者服食。

鸽肉百合银耳汤

食材构成：鸽子1只，甘百合30克，麦冬20克，银耳1朵，盐适量。

烹调方法：将鸽子去毛和洗净内脏之后，放到开水中焯烫3分钟去血水，捞出洗净；干百合放到清水中浸泡半小时后洗净，麦冬洗净；银耳放到温水中浸泡，洗净之后撕成小朵；将上述材料一同放入锅中，倒入适量清水，开大火煮沸之后转成小火继续煲2小时，加少许盐调味即可。

食疗功效：滋补生津。

山药南瓜小米糊

食材构成：小米50克，南瓜80克，山药30克。

烹调方法：南瓜去皮、瓤后洗净，切片；小米浸泡2个小时后洗净、捞出；山药去皮后洗净、切块；将上述材料一同放到豆浆机中，倒入适量清水打成米糊即可。

食疗功效：暖胃健脾。

手术之后吃什么食物能迅速恢复

癌症患者手术后的康复期也是需要悉心调理的，因为此时复发和转移的概率很高，手术后残余的癌细胞会不定时向各部位转移。因此，手术之后要注意加强巩固。

对于癌症患者来说，手术之后很容易气血亏虚、脾胃虚弱，因此在饮食调补的过程中应当注意营养物质的补充，尽量让患者吃些高蛋白、高维生素食物，并且还要注意调理脾胃功能，振奋胃气。选择食物时，除了牛奶和鸡蛋之外，还应多吃些新鲜果蔬，如果手术后体质较弱，要注意适当吃些补气血的食物，如鸡肉、牛肉、大枣、龙眼等。

临床上可以根据手术部位的不同来选择不同的食物，比如，胸部手术之后，应适当吃些有宽胸利膈、止咳化痰之功的食物，如大枣、莲藕、罗汉果、桂圆等；腹部肿瘤手术患者应当注意先以流食为主，之后是半流食，逐渐过渡到软食。

接下来为经历癌症手术的患者推荐几款术后帮助身体迅速复原的食疗方。

羊奶冰糖煮鸡蛋

食材构成：羊奶250克，碎冰糖50克，鸡蛋1～2个。

烹调方法：用少量清水煮溶冰糖，之后倒入羊奶煮沸，加入鸡蛋，搅拌均匀，继续煮至将沸即可。

食疗功效：补中和胃、润燥养血，适合各种癌症手术后脾胃虚弱者。

黄芪鱼片粥

食材构成：黄芪、薏苡仁、鲤鱼各150克，大米150～250克，葱、姜、盐、味精适量。

烹调方法：黄芪、薏苡仁煮水之后取汁，和大米一同熬粥，将熟的时候放入鱼片，放入葱姜丝、味精、盐调味即可。

食疗功效：补中益气、健脾和胃，适合手术后体虚的患者。

龙眼猪骨炖乌龟

食材构成：龙眼肉50克，猪脊骨连肉带髓250～500克，乌龟500克。

烹调方法：将龙眼肉洗净，猪骨剁碎，乌龟切块，一同放入锅中，倒入适量清水久熬，调入盐调味即可。

食疗功效：健脾生血、滋肾养阴，适合癌症手术后身体虚弱者。

梨汁蔗糖葡萄露

食材构成：雪梨汁、葡萄汁各1份、甘蔗汁2份。

烹调方法：将三者混匀即可，可冷服也可加热后温服。

食疗功效：滋阴清肺、增液养胃，适合癌症放射治疗期间表现出烦躁口干、恶心纳呆、便结尿黄者。

锻炼是癌症患者的延寿良方

很多人觉得，一旦生了病，尤其是像癌症这种大病，一定要卧床静养。其实,癌症病人生命的延续，和正常人一样，是需要不停地锻炼心力和体能来完成的。如果让病人卧床大养或是事事代劳，就等于掠夺了病人自我动员机体内的潜能和抗病能力的宝贵机会,会强化病人的衰弱和无力感,并使他们对生命产生怀疑，甚至失去信心，对其预后极为有害。

英国的麦克米伦癌症支持（Macmillan Cancer Support）慈善机构曾发表报道，建议把锻炼作为癌症病人看护的标准组成部分。该机构指出，治疗后要多休息少劳累是过时的看法，研究表明锻炼能减低死于癌症的风险，并能最大限度地降低治疗后副作用。美国运动医学学院也认为，对大多数类型的癌症治疗，不论在治疗期间还是在治疗后，锻炼都是安全的，并建议癌症幸存者应避免不活动。

运动对于癌症患者而言是十分必要的，它的好处很多。

1.锻炼能增强抗癌的细胞免疫

细胞免疫是人体抗癌的第一道防线，对预防癌症的发生和限制其发展有着重要的作用。有资料证实，癌症患者进行3个月的体育锻炼后，血中自然杀伤细胞的活性明显高于不锻炼者。此外，锻炼还能使癌症病人血液中的白细胞数及其吞噬细菌的能力发生有意义的变化，这是因为锻炼时血液循环加快，进入血液中的白细胞增多，同时，锻炼还刺激了体内某些激素的分泌，加快骨髓生成白细胞的速度，促进血中白细胞数量增多，延长病人存活时间。

2.锻炼能增强抗癌的体液

免疫体液的免疫功能主要由免疫球蛋白来执行。癌症病人体内免疫球蛋白的含量常比健康人低，但经过一段时间的锻炼后，免疫球蛋白含量与活性会有所增高。有人测定了两组癌症病人(锻炼组和不锻炼组)唾液中分泌型免疫球蛋白的含量，锻炼组明显高于不锻炼组。分泌型免疫球蛋白具有中和病毒、参与杀菌、促进唾液中吞噬细胞吞噬病毒等作用。近年来，国内有人对不同类型的病人进行气功训练，3个月后血中免疫球蛋白的含量比练功前明显增高。

3.锻炼能提高自身造血功能

癌症病人参加体育锻炼可以缓解化疗和放疗对体内造血功能的抑制，促进造血功能恢复。造血功能改善可以提供更多的可利用的免疫细胞和免疫物质，提高机体的抗病能力。生活中发现，凡坚持参加体育锻炼的癌症病人抗感染的能力比不参加锻炼的同类病人要强得多，即使感染了，病情也相对较轻，恢复较快。

此外，运动可以调节不良情绪，解除紧张状态；能帮助人们克服癌症及其治疗的一些作用，比如疲劳感和体重增加；能够使治疗后精力充沛，降低患者得心脏病和骨质疏松症的概率，减少死亡及癌症复发的风险。

所以说，只要有可能，癌症患者应该坚持参加适当的体育锻炼。只要掌握好运动量，循序渐进并持之以恒，就一定会取得良好的效果。

癌症患者日常锻炼三大误区

锻炼可提高机体免疫力，增强自身的抗癌能力，对癌症患者的恢复具有很好的效果，但有些患者往往急于求成，因而很容易陷入一些锻炼误区。

1.运动锻炼强度越大越好

癌症患者的体质原本就不如健康人，如果运动强度过大，非但不能助益身心，反而会起反作用。打个比方来说，如果你一星期做三次轻度运动，已经取得了效果，那么即使你一星期锻炼六次，加大一倍的运动强度，也不会获得双倍的好处，同时还会因为锻炼过度而增加危险。怎么办?适可而止是最好的办法。

2.早晨是最好的锻炼时间

锻炼并不一定在早晨，对于癌症患者而言，只要觉得什么时候最方便，最舒服，就选择在什么时候锻炼。唯一的例外是在天气炎热的时候，为了避开最热和最潮湿的时刻，应该在早晨和傍晚进行锻炼。

3.锻炼之前不能吃东西

锻炼之前能不能吃东西，这个问题必须因人而异。事实上吃过东西后才开始运动可能效果会好一些，但是这仅限于温和的锻炼方式，比较激烈的运动并不适宜。饭后做一些温和的运动，可能比饭后很久才运动消耗更多的热量。所以说，饭后散步在医学上是有一定道理的。饭后散步适用于各种类型的癌症患者，如肺癌、乳腺癌等，可作为日常辅助锻炼方式。

最适合癌症患者的运动方式

运动是癌症康复期的一项重要内容，那么什么样的体育运动才有助于癌症患者的身体健康呢？首先要说的是，那些较为剧烈，严重消耗体力运动，会暂时削弱体质，并不适合癌症患者。另外，竞技性体育对体能和柔韧性都有很高要求，常常会超出癌症患者的生理极限，癌症患者不应该参加。还有一些对抗性的比赛，虽然趣味性很强，但常会使人心浮气躁，也不能作为癌症患者锻炼身体的首选。癌症患者适合进行一些运动量较小、节奏可控、较为放松、可以循序渐进的运动。

1.想象运动或被动活动

对于那些卧床不起，几乎不能动弹者，也要说服他们以想象疗法去幻想自己正在做某种体育运动项目，以促进气血在周身流动，循环不息。或者帮助他们活动手脚、按摩肢体，定时做一些被动活动，并定期帮助他们翻身；一旦手脚能开始活动，便可鼓励他们自主活动起来。

2.呼吸锻炼

适用于胸、腹部术后刚拆线，或者久病刚康复的病人。具体方法为：吸气时腹部鼓起，膈肌下降，肺底完全张开，想象新鲜空气直达小腹，屏息数秒钟后用口将气缓慢呼出；小腹收回，膈肌升高，想象肺内浊气、病气全部由口吐出。呼吸宜慢、均匀、深长、呼吸频率每分钟7~10次，每天练习3次，每次5~10分钟，或已出现嗳气、矢气（肛门排气）为度。

3.保健按摩

即通过一定的手法，给躯体各部位以各种不同的刺激，借神经反射作用，达到增进健康、消除疲劳和治疗疾病的目的。癌症病人康复期每天可进行自我保健按摩，或请旁人帮助按摩，对康复均十分有益。需要注意的是，不能按摩病灶局部，因为这种按摩挤压可能促使肿瘤细胞扩散。但对无肿瘤的部位，特别是肢体、关节、肌肉等无肿瘤灶处进行按摩，仍然是必要的和有益的。

4.步行

步行是唯一能坚持终身的锻炼方式，而且是一种安全的、适量的运动。体弱的癌症患者适合缓步，即步频缓慢，步幅不大的步行，行走稳健，每分钟约60~70步。

5.慢跑

对于手术伤口已经愈合，患者体质也稍微恢复点的癌症患者来说，慢跑是非常合适的运动。需要强调的是，慢跑要注意呼吸调整，呼吸调整不好，极容易从有氧运动进入无氧运动，效果大大降低。将有氧心率控制在60%~80%之间，让有氧运动始终处于高峰值。慢跑后可减少人体酸痛感，呼吸轻松，面色红润，血中含氧量增加。

6.气功

说到气功抗癌，大家一定会想到郭林新气功，不错，我国北京画院的画家郭林女士在20世纪70年代为了自己抗癌，结合祖传气功武术、中医理论和现代医学对癌症的认识而创造的新气功确实是相当好的锻炼方法。

7.太极

打太极是非常好的一项运动，能加速体内脂肪、糖和蛋白质的分解，提高心肺功能，减少血液循环的阻力，从而减轻心脏的负担。太极拳是一种完美和谐的艺术，既净化了人们的心灵又锻炼了身体。长期坚持修炼，使人心情愉快、振奋、安逸、情绪稳定，心胸开朗。癌症患者治疗后一般都会焦虑，害怕复发，害怕死亡，心情抑郁。此时练习太极拳非常合适癌症患者。

这些运动对肢体、内脏均有好处，对心理的放松和舒展也有很大的帮助，经常练习可以强健筋骨，舒筋活血，愉悦身心，调和气血。

拉伸筋骨抗癌功

运动虽好，但对于癌症患者而言，盲目运动是要不得的。癌患康复训练一定要根据自己的身体状况量力而行，万不可盲目进行高强度锻炼，以免使身体过度疲劳，反而降低身体的抵抗能力。

在这里，向患者介绍一组能够随时随地进行锻炼的牵拉筋骨的简易方法，它对改善身体状况，增强体质和体能，提高机体免疫力是很有帮助的。

1.自然站立、平坐或者仰卧均可，使全身放松，进入自然呼吸状态，然后逐步拉直身体，注意在进行这个动作锻炼的时候不要憋气。保持身体拉直状态片刻后，逐渐放松身体。在放松过程中，双目微闭或闭合，自然呼吸，用心体会全身心放松时整个身体静逸舒适的感觉，放松的时间自定。重复此动作5～10次。

2.自然站立、平坐或者仰卧，使全身放松，握紧手掌，然后逐渐张开，而后将手指逐渐打开，重复这一动作5～10次。

3.自然站立、平坐或者仰卧，使全身放松，然后将脚趾逐渐张开、合并，持续合并一会儿后逐渐放松，重复这一动作5～10次。

4.自然站立、平坐或者仰卧，使全身放松，进入自然呼吸状态，然后逐渐将牙咬紧，连续咬紧一会儿后逐渐放松，重复这一动作5～10次。

5.自然站立、平坐或者仰卧，使全身放松，进入自然呼吸状态，然后逐渐将会阴部稍向内提紧，稍停，逐渐放松，稍停，再逐渐将会阴部稍向内提紧，稍停，逐渐放松，重复这一动作5～10次。

第十章
放、化疗阶段，病症患者的最佳饮食方案

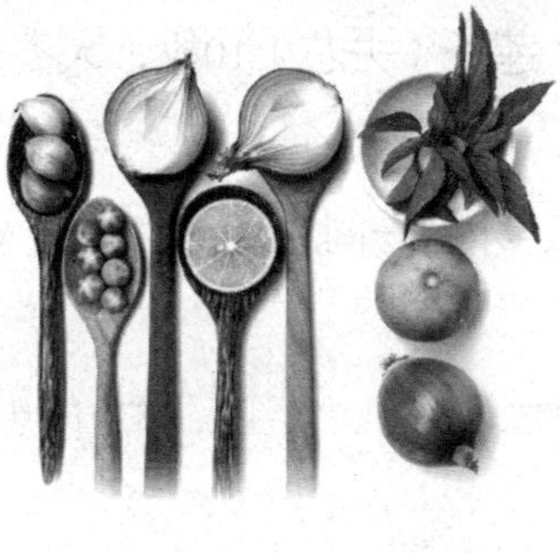

化疗前，补足气血为化疗做准备

化疗是肿瘤治疗的重要手段，几乎每个肿瘤患者都要经历这个过程，化疗的效果和患者的体质强弱、营养状况有着明显关系，如果营养水平比较差、体质不好，那么化疗的效果也是不理想的。所以，化疗之前的营养补充和体质提升是非常重要的。

提升体质的最好方法是增加蛋白质的摄入量，而从中医的角度上说，就是要补益气血，适当增加健脾补肾食物的摄入，如红枣、山药、鸡肉、猪肉、牛肉、豆及豆制品、奶及奶制品等。此外，还可适当服用些黄芪、人参、枸杞等有补益之功的中药材烹调而成的药膳。

接下来就为癌症患者推荐几款适合于化疗前食用的药膳。

人参莲耳汤

食材构成：人参5～10克，莲子（去芯）10枚，大枣3枚，冰糖20克，水发银耳15克。

烹调方法：将莲子、大枣、冰糖一同放入锅中，倒入适量清水和银耳一同煮1小时，用其沸汤冲人参。

食疗功效：适合肿瘤恶病质、贫血、食少、倦怠的患者食用，宜久服。

大枣粥

食材构成：大枣10枚，粳米100克，冰糖汁适量。

烹调方法：将粳米和大枣淘洗干净后放入锅中，倒入适量清水，先开大火烧沸，之后转成小火继续熬煮至粥熟，调入冰糖汁，搅拌均匀即可。

食疗功效：适合脾胃虚弱的癌症患者服食。

羊胫骨大枣粥

食材构成：羊胫骨500克，大枣50克。

烹调方法：将羊胫骨砸碎之后放入锅中，倒入适量清水熬煮1小时后放入大枣同煮。

食疗功效：适合肿瘤伴随着血小板减少导致的出血者调养。

当然了，食疗方虽然能在一定程度上帮助患者增强体质、补益气血，但更重要的是均衡饮食，在均衡饮食的基础之上注意烹调上述药膳，才能为化疗做好准备。

化疗中，“对症选食”很重要

从中医的角度上说，化疗是一种强烈的攻邪手段，将这种手段作用在人体，肯定会导致气血亏虚、脏腑功能失调，进而诱发一系列毒副反应。

如果患者出现的是消化道反应，如食欲下降、恶心、呕吐、腹泻等，应多吃些容易消化的食物，以流食或半流食为主，如粥、面条等。同时注意吃些有健脾开胃作用的食物，如山楂、萝卜、陈皮、香菇等。注意忌食生冷油腻之品，生鲜果蔬也不宜多吃，以免加重腹泻。肥腻食物不易消化，也要忌食。

出现头晕乏力症状的时候，患者在化疗过程中会出现白细胞和血小板降低，表现出头晕目眩、倦怠乏力、心慌气短、脱发等全身衰弱、气血不足之症状。此时应多吃些富含铁的食物，如动物肝脏、瘦肉、鱼等。

出现上火症状的时候，如化疗时出现发热、口渴、口腔炎症、口腔溃疡、大便干结、尿黄、舌头发红、没有舌苔等热毒伤阴、阴津耗损等，一定要戒掉辛辣和油腻之品，多吃新鲜果蔬等富含维生素的食物。以下是针对化疗中所出现的一系列症状的药膳。

冰糖炖银耳

食材构成：冰糖80克，银耳100克。

烹调方法：将银耳泡发后去蒂，洗净，撕碎。锅内倒入适量清水，加热，之后放入银耳和冰糖，开大火烧沸，撇掉上面的浮沫，转成小火继续炖至熟烂即可。

食疗功效：放化疗期间疼痛的患者可服食此药膳。

猪肉粳米粥

食材构成：猪里脊肉200克，粳米150克，精盐、香油、川椒粉各适量。

烹调方法：将猪里脊肉洗净后切成小块，先将猪里脊肉用香油烹炒一下，之后加入粳米熬煮成粥，粥将熟的时候，调入精盐、川椒粉，继续煮1～2分钟沸即可。

食疗功效：放化疗期间各种疼痛。

百合炖猪肚

食材构成：猪肚一副，鲜百合50克，胡椒粉、盐、味精、葱、姜各适量。

烹调方法：将洗净的猪肚放到开水中用大火焯一下，放入料酒去腥味，之后用清水将猪肚洗净，切成小条；葱切段、姜切片；将切好的猪肚条、葱、姜放到盛开水的砂锅内，盖上砂锅盖，开大火煮开，之后转成小火炖30分钟，再将百合放到锅内煮30分钟，之后调入胡椒粉、盐、味精，搅拌均匀即可。

食疗功效：百合富含多种利于人体健康的营养物质，如秋水仙胺等，不但能润肺止渴、宁心安神，还能抑制癌细胞增生，非常适合放化疗的癌症患者在治疗和恢复期食用。

海参粥

食材构成：水发海参50克，粳米100克。

烹调方法：将海参切片之后和粳米一同熬煮至粥成。

食疗功效：健脾益气，补肾益精，适合癌症放化疗期间的患者服食，可以增强机体免疫力。

化疗后，新鲜食物帮你补足元气

经过化疗的强烈作用之后，人体会存在不同程度的气血不足、脾胃失调、肝肾亏损，此时应注意适当吃些新鲜的果蔬，尽量避免吃腌制、熏制、油炸、烘烤类的食品。

洋葱、萝卜、芹菜、菌类、海蜇、海带、海参、带鱼、鳖等都有非常不错的抗癌之功，患者可以根据自己的口味来选择相应的食物。

洋参淮山炖乳鸽

食材构成：乳鸽1只，西洋参片15克，淮山药30克，红枣10克，生姜6片。

烹调方法：将淮山药、去核红枣、生姜洗净；乳鸽去掉毛和内脏，洗净之后切成小块，将全部食材放到炖盅内，倒入适量开水，开小火炖2小时，调味即可。

食疗功效：适合化疗之后气阴受损，乏力，食少，口干等。

杞子甲鱼瘦肉汤

食材构成：枸杞子30克，甲鱼1只，猪瘦肉15克，姜片6块。

烹调方法：将甲鱼去内脏之后洗净，切成小块，放入锅中，倒入适量清水，和枸杞子、猪瘦肉一同放入锅中炖烂，调入适量盐即可。

食疗功效：化疗之后身体虚弱。

淮龙炖鳖汤

食材构成：鳖1只，淮山30克，龙眼肉20克，三七12克，生姜4片。

烹调方法：将三七和龙眼肉洗净，鳖连同甲壳斩块，和淮山、龙眼肉、三七、姜片一同放到炖盅内，倒入适量开水，盖好炖盅盖，开小火隔水炖1～2小时，调味即可。

食疗功效：健脾养血，祛瘀散结，适合化疗后气血虚弱的人服食。

鹧鸪汤

食材构成：20克，黄芪30克，红枣15枚，枸杞子10克，鹧鸪1只。

烹调方法：将鹧鸪宰杀之后去肠杂，斩块，洗净；其他食材洗净，之后和鹧鸪一同放入锅中，倒入适量清水，开小火煮1.5～2小时，调味即可。

食疗功效：适合化疗之后气血虚弱、头晕、口泛清水的患者。

南瓜金针菜

食材构成：南瓜蒂2个，鲜金针菜50克（或干品25克），葱白、盐、调味品各适量。

烹调方法：将南瓜蒂洗净之后切薄片，放入锅中，倒入500毫升清水，煮半小时后取汁，放入金针菜、葱白，调入适量盐、调味品煮熟即可。

食疗功效：此药膳有行气和血、化痰散结、止呕呃等功效，能治疗化疗时出现的呕吐、呃逆等症，每个星期吃1～2次。

头颈放疗，应该选择什么样的饮食

放疗即放射治疗，肿瘤放射治疗是利用放射线治疗肿瘤的局部治疗方法，放射线包括放射性同位素产生的α、β、γ射线及各类X射线治疗或加速器产生的X射线、电子线、质子束、其他粒子束等。大概有70%的癌症患者治疗癌症的过程中需要接受放射治疗，大概有40%的癌症患者可以通过放疗根治。放射治疗已经成为治疗恶性肿瘤的重要手段之一。

但是，放疗对正常细胞和癌细胞都有杀伤作用，所以经常会引发一系列毒性反应。从中医角度上说，放疗的时候由于放射线的“热毒”作用，经常会耗伤人体的阴津，使得人表现出口干唇燥、舌红少苔、味觉和嗅觉减弱、食欲下降。因此，要尽量吃些能养阴生津的食物，如藕汁、萝卜汁、绿豆汤、西瓜等。同时，注意吃些鱼、奶、蜂蜜、新鲜果蔬等。

放疗的毒性反应会因肿瘤部位、患者个体差异、治疗时肿瘤大小、照射时间以及疗程长短而异。如果可以根据放疗的不同阶段来调理饮食，即可减轻放射线对身体的损伤。

头颈部的肿瘤种类包括：鼻咽癌、口腔癌、喉癌等。接受放射治疗之后，基本上都会引起口腔黏膜和唾液腺损伤，导致唾液腺分泌量降低，口腔和咽喉处的结膜充血、水肿、疼痛，甚至发生溃疡，严重者还会表现出声音嘶哑、吞咽困难等。

对于处在这个阶段的人来说，合理饮食非常重要，尽量选择清淡的饮食，选择清凉甘润、生津养阴食品，主食以大米、小麦和大豆为主；肉食以猪肉、鸭肉、甲鱼、牡蛎、螃蟹、蛤蜊等为主；蔬菜最好选择应季的，如苦瓜、胡萝卜、大白菜、黄瓜、百合等；水果可以选择香蕉、荸荠、罗汉果、西瓜等，不但能补充营养，还能养阴生津。接下来为胸部放疗的患者推荐两款药膳。

燕窝雪耳蜜

食材构成：燕窝10克，雪耳15克。

烹调方法：将燕窝、雪耳用清水浸泡洗净，加适量水，文火久煮至燕窝与雪耳消融，调入蜜糖15～24克，温服。

食疗功效：适用于放疗后出现阴虚血热、口干烦渴者。

太子参无花果炖兔肉

食材构成：兔肉150克，太子参30克，无花果80克。

烹调方法：将太子参、无花果洗净后切片；兔肉洗净切成小块；将所有用料一同放到炖盅内，倒入适量开水，盖好炖盅盖，开小火隔水炖2小时，调味即可。

食疗功效：适合放疗后体质虚弱、气短、口干者。

胸部放疗，应该选择什么样的饮食

发病部位在胸部的肿瘤包括食道癌、肺癌、乳腺癌、纵隔恶性肿瘤。接受放疗期间或放疗之后，经常会伴随放射性食道炎、放射性肺炎。放射性食道炎会导致食道黏膜充血、水肿，甚至会出现黏膜溃疡、吞咽困难、吞咽时胸骨后疼痛。放射性肺炎会导致咽干口渴、干咳等。

上述症状多属湿热瘀毒，可以适当吃些能清润化痰、消炎解毒的食物，如雪梨汁、甘蔗汁、鲜藕汁、鲜牛奶、鲜韭汁、五米粥等。身体虚弱的患者可以适当吃些高档的营养品，如鲜王浆、燕窝、鱼翅等。也可以烹调以下药膳服食。

甲鱼粥

食材构成：甲鱼1只，糯米100克，肉汤1000毫升，盐、料酒、葱、姜各适量。

烹调方法：将甲鱼剖洗干净之后剁成小块，放到开水中汆一下，刮掉黑皮，备用；将炒锅置于火上，等到甲鱼炒至无血的时候调入料酒、葱、姜、肉汤烧沸，开小火炖烂，最后放入淘洗干净的糯米熬煮成粥，调入少许盐即可。

食疗功效：适合体虚的放疗患者。

砂仁粥

食材构成：砂仁3克，粳米150克。

烹调方法：将砂仁打碎；粳米淘洗干净后放入锅中，倒入适量清水熬粥，粥将熟时放入砂仁，继续煮10分钟即可。

食疗功效：健脾暖胃，适合脾胃虚寒性腹痛、泻痢、消化不良、气逆呕吐以及癌症术后、放化疗后。

五米粥

食材构成：薏苡仁、柏子仁、核桃仁、酸枣仁、大米各50克。

烹调方法：将薏苡仁、柏子仁、核桃仁、酸枣仁、大米淘洗干净后放入锅中，倒入适量清水一同熬粥。

食疗功效：清热化痰、消炎解毒。

腹部放疗，应该选择什么样的饮食

发病部位在盆腔的肿瘤包括子宫颈癌、卵巢癌、直肠癌等，接受放射治疗的时候，放射线经常会损伤结肠、直肠黏膜，诱发肠壁黏膜充血水肿、炎性细胞浸润、黏膜溃疡等，患者表现出的症状为急性放射性肠炎和慢性放射性肠炎。

急性放射性肠炎通常发生在放疗期间或者放疗结束后3个月内，主要表现包括：腹痛腹泻、大便带血和黏滞。此时可选择生姜蜂蜜茶或马齿苋粥，若出现黏膜溃疡、大便带血，可以试试蜂蜜莲藕汁。

慢性放射性肠炎大都发生于放射治疗结束3个月之后，主要症状包括：间歇性腹泻或大便次数增多，大便中带血或黏液，而且伴随着腹痛、贫血等。饮食上应注意选择容易消化吸收、营养丰富，而且有消炎、消肿、利尿之功的食物，如山药、洋葱、马齿苋、茄子、丝瓜、红小豆、山蕨菜等。

菱粉粥

食材构成：粳米100克，菱粉40克，红糖少量。

烹调方法：先将粳米淘洗干净后放入锅中熬粥，等熬煮至半熟后调入菱粉、红糖，继续熬煮一会儿即可。

食疗功效：此粥适合食道癌、胃癌、乳腺癌、宫颈癌患者。

生姜蜂蜜茶

食材构成：茶叶20克，生姜6克，大蒜1瓣，蜂蜜适量。

烹调方法：茶叶炒黄，生姜切片，大蒜捣碎，一同放入锅中，倒入150毫升清水煮20分钟，最后调入适量蜂蜜即可。

食疗功效：此茶有驱寒暖宫、缓解痛经、暖胃等功效。

薏苡仁粥

食材构成：薏苡仁粉30～60克，粳米100克。

烹调方法：先将薏苡仁洗净后晒干，研成细粉，每次取30～60克和粳米一同熬粥，可供早晚餐服食。

食疗功效：此粥适合胃癌、肠癌、宫颈癌的辅助食疗。

放化疗期间，哪些食物能提升血象

血象就是指血液的一般检查的结果，指对外周血中血液细胞数量、质量的化验检查。放化疗之后，血象会下降，很多患者都会着急，究竟吃什么样的食物才可以提升血象、增强机体免疫力呢？接下来就为大家推荐几种常见的食材。

大枣

大枣又叫“红枣”，富含维生素，有滋阴补阳、补血的功效。现代药理学研究发现，红枣中富含蛋白质、脂肪、糖类、有机酸、维生素A、维生素C、多种微量元素、氨基酸等营养成分。

枣可以提高机体免疫力，还有抑制癌细胞的作用。药理学研究表明，红枣可以促进白细胞的生成，降低血清胆固醇，提高人血白蛋白，保护肝脏。红枣里面还含抑癌因子，甚至能将癌细胞转化成正常细胞。现代研究表明，大枣里面的CAMP在生物体内参与细胞分裂和分化、形态形成、糖原和脂肪分解、类固醇生成等多种生理生化过程，而且能作用在基因转录，影响蛋白质的合成。CAMP能显著治疗各种肿瘤，有效阻止人体内亚硝酸盐类物质的形成，进而抑制癌细胞的形成和增殖。

黑木耳

黑木耳又叫“黑菜”“桑耳”“本菌”“木茸”等，性平味甘，入胃经和大肠经，有滋补、润燥、养血益胃、活血止血、润肺、润肠等功效。

黑木耳口感细嫩，风味独特，营养丰富，营养学家称其为“素中之荤”，平均每100克黑木耳里面就含185毫克的铁，比绿叶蔬菜里面的铁含量还要高。此外，黑木耳中富含蛋白质、钙、维生素、粗纤维，其蛋白质和钙的含量相对其他藻类来说是比较高的，维生素B_2为蔬菜的10倍以上，黑木耳里面含多种有益氨基酸和微量元素。

医学研究表明，黑木耳有益气强身、滋肾养胃、活血等功能，可以抗血凝、抗血栓、降血脂、降低血黏度、软化血管，让血液流动更加畅通，降低心血管疾病的发生率。

黑木耳中富含食物胶原成分，这种成分有吸附之功，经常吃黑木耳有清理消化道、清胃涤肠之功。黑木耳还含有对人体有益的植物胶质和多糖体，多糖体是天然的滋补剂，与黑木耳丰富的维生素共同作用，可以促进胃肠蠕动和肠道脂肪食物的排泄，进而减少食物对脂肪的吸收、预防肥胖的发生。这种物质还可促进胃肠道蠕动，预防便秘，利于人体中大便里面的有毒物质的及时清除、排出，进而预防直肠癌和其他消化系统癌症。因此，老年人，尤其是常年便秘的老年人，一定要注意坚持吃黑木耳，如此即可有效预防多种老年性疾病、防癌抗癌、延缓衰老。

黄鳝

黄鳝又叫“鳝鱼”“蛇鱼”“血鳝”等，是常见的餐桌佳肴，肉、血、头、皮都有一定的药用价值。从中医角度来说，黄鳝有补血、补气、消炎、消毒、除风湿等功效，其性温、味甘，能治虚损。在补虚方面更适合癌症患者食用。

癌症患者在手术或放化疗后，都可以吃黄鳝来补虚。

癌症患者经常会发热、头痛、眩晕、舌苔较腻等，可以通过黄鳝来祛风湿。腰酸背痛、下肢无力者经常吃黄鳝能强筋骨。肠道癌肿的患者经常吃黄鳝能治疗便血。

枸杞

枸杞是传统的中药材，也是营养滋补品，是药食两用的常见之品。枸杞性平味甘，有滋补肝肾、益精明目、润肺等功效。枸杞可以直接食用，也可以泡水喝，长期喝枸杞水对身体健康大有益处。

枸杞的果实被检测出富含天然胡萝卜素、维生素C、枸杞蛋白多糖、甜菜碱、亚油酸、铁、磷、钙等营养成分，有补虚安神、明目祛风、滋肾润肺、护肝、抗肿瘤等作用。此外，现代检测中发现枸杞中含氟、锰、铬、镁、锌、铜、硒、钼、镍、钙、钴、铁、硅、矾等多种元素，能和人体中的酶、激素、维生素等共同维持生命代谢的过程，提升机体免疫功能。

放化疗后食欲不佳，应该怎么吃

很多癌症患者放化疗之后会表现出食欲下降、恶心、呕吐等副反应，很多癌症患者的家属看到患者本身的食欲不佳也很愁闷。其实，肿瘤患者放化疗后食欲不佳除了可以通过药物调理，还能通过饮食来调节。下面就为放化疗后食欲不佳的患者推荐几款食材。

香菇

香菇又叫“花菇”“猴头菇”“香蕈”“香信”“香菌”“冬菇”“香菰”，味道鲜香，香气沁人，营养丰富，民间称之为“山珍”。香菇味甘，性平，是高蛋白、低脂肪的营养保健食品。香菇有补肝肾、健脾胃、益气血、益智安神、美容养颜之功，还能化痰理气、益胃和中、解毒、抗肿瘤，能治疗食欲不振、身体虚弱、小便失禁、大便秘结、形体肥胖、肿瘤等症。

医学家从香菇里面分离出一种高纯度、高分子结构，有较强抗肿瘤作用的有机物——香菇多糖。日本科学家用5～30毫升香菇多糖浸出液对已移植肉瘤的小白鼠做抗癌试验，5个星期之后，小白鼠身体内的癌细胞全部消失，抑制率是百分之百。香菇多糖对癌细胞的抑制和一般的抗癌药不同，并不会直接抑制或杀伤癌细胞，但是可以促进T淋巴细胞活化因子的产生，进而提升机体抗体细胞、T淋巴细胞的活力，抑制癌细胞活性，辅助T杀伤细胞、NK细胞增强活力的效果非常显著。有医学家利用香菇多糖来提升胃癌、肺癌、食管癌、白血病等癌症的治疗效果，提升机体对病毒细胞和癌细胞免疫系统的防御功能，杀伤肿瘤细胞的活性，进而延长癌症患者的寿命。

山药

山药又叫“薯蓣”“土薯”“山薯蓣”“怀山药”“淮山”“白山药”，味甘，性平，无毒，归脾经、肺经和肾经。山药不但能制成保健食品，还有调理疾病的药用价值。现代研究表明，山药块茎之中富含果胶、黏液蛋白、甘露聚糖、植酸、尿囊素、胆碱、多巴胺、精氨酸、淀粉酶、糖蛋白、碘质等。其中，黏液蛋白可以预防心血管系统脂肪沉积，保持血管弹性，预防动脉粥样硬化，减少皮下脂肪沉积；多巴胺可以扩张血管，改善血液循环；皂苷可以防止冠心病、脂肪肝；消化酶可以促进蛋白质、淀粉的分解，提升肌体的消化和吸收功能；水提取物能消除尿蛋白，恢复肾功能。块茎中的果胶可以增加T淋巴细胞的活性，提高网状内皮系统的吞噬功能，增强机体免疫力，抑制肿瘤细胞增殖。

山药块茎之中富含多糖，能刺激、调节人体免疫系统，所以经常用来增强人体免疫功能。山药多糖对环磷酸胺导致的细胞免疫抑制有对抗作用，可以让被抑制的细胞免疫功能部分或全部恢复正常，还可以提升白细胞吞噬作用。

山楂

山楂又叫“山里红”“山里果”，经常被用来健脾开胃、消食化滞、活血化瘀，山楂中富含糖类、蛋白质、脂肪、维生素C、胡萝卜素、淀粉、苹果酸、枸橼酸、钙、铁等营养物质，有降血脂、降血压、强心、抗心律不齐等作用。山楂里面丰富的黄酮类化合物牡荆素是一种强抗癌物质，山楂的提取物能有效对抗癌细胞体内生长、增殖、浸润转移等。

生姜

生姜的别名有“姜根”“百辣云”“勾装指”“因地辛”“炎凉小子”等，生姜富含辛辣和芳香成分。辛辣成分是一种芳香挥发油——姜油酮，能抑制人体对胆固醇的吸收，防止肝脏和血清胆固醇的蓄积。生姜之中含蛋白质、糖类、维生素等物质，杀菌功效很强。用生姜和红糖熬成的姜汤能活血驱寒、防治感冒，是治疗风寒感冒的佳品。

有报道称，曾有位淋巴系统有癌细胞转移、接受化疗的患者，因发生条件反射性呕吐，每个化疗周期体重都会下降2～3千克，健康大打折扣。通过临床营养支持调理患者的饮食，每天上午接受化疗前不强制患者进食，而是让他口含一片薄姜，利用鲜姜的止呕和温中散寒作用。等到下午四点的时候，趁着化疗药物的毒性过了高潮期，分多次少量进餐，确保患者获得足够多的能量和营养补充。经过1年的治疗，患者不但体重没下降，反而增长了10千克，免疫力提升，其生命又延续了5年之久。临床上经常会在患者化疗期间用到生姜，不但能调节肠胃功能、减轻化疗过程中引发的胃肠道反应，还能调和药性、提高中药作用。

放化疗后身体弱，怎么吃提升免疫力

放化疗之后难免会对身体造成损伤，很多癌症患者放化疗之后去检测肝功能和白细胞水平都会发现白细胞水平降低了很多。白细胞是反映免疫力强弱的指标，而放化疗的过程会损伤人体的免疫细胞，一旦免疫细胞处在临界状态，不但会导致放化疗的效果变差，还会给各种致病菌带来可乘之机，诱发新的病症。所以，放化疗之后应当及时采取措施，让自身免疫变强。接下来就为大家推荐几种有助于提高机体免疫力的食材。

猕猴桃

猕猴桃又叫“狐狸桃”“藤梨”“阳桃”“木子”“毛木果”“奇异果”“麻藤果”等，质地柔软，酸甜可口。猕猴桃味甘、酸，性寒，有调中理气、生津润燥、解热除烦的功效。

猕猴桃中富含维生素C。现代研究表明，猕猴桃能抑制肠道内亚硝胺对组织的诱变作用，部分癌症患者吃过猕猴桃之后，厌食、恶病都得到了减轻，另一些患者进行X光照射和化疗之后产生的毒副作用和毒性反应也有所减轻。

西红柿

西红柿又叫“番茄”“洋柿子”，味甘、酸，性凉，微寒，有止血、降压、利尿、健胃消食、生津止渴、清热解毒、凉血平肝等功效。番茄中维生素A、维生素C的比例适当，因此经常吃番茄能增强小血管功能、防止血管老化。番茄的类黄酮能降低毛细血管通透性、防止血管破裂，还能预防血管硬化，预防宫颈癌、膀胱癌、胰腺癌等疾病。此外，西红柿还有美容、治愈口疮之功效。

现代研究表明，西红柿有防癌抗癌、延缓衰老之功，西红柿中的番茄红素能抗氧化，清除人体的自由基，预防心血管疾病的发生，有效减少胰腺癌、直肠癌、口腔癌、乳腺癌的发生，防止前列腺癌变的进程。西红柿里面还含能防癌抗衰的谷胱甘肽，能清除身体中的有毒物质，恢复机体器官功能，延缓衰老，所以被誉为“长寿果”。

芦笋

芦笋又叫“石刁柏”“龙须菜”，性凉，味甘、苦，富含多种氨基酸、蛋白质、维生素以及硒、钼、铬、锰等微量元素，可以调节机体代谢、增强免疫力。芦笋鲜美芳香，膳食纤维柔软可口，可提升食欲、促消化。

芦笋中含有丰富的硒元素，有抗癌之功，能阻止癌细胞的分裂和生长，抑制致癌物的活力。同时加速解毒，甚至能让癌细胞发生逆转，刺激机体免疫功能，促进抗体形成，增强机体对癌的抵抗力。再加上芦笋中富含叶酸和核酸，可以有效控制癌细胞生长。芦笋对膀胱癌、肺癌、皮肤癌都有特殊疗效，而且几乎对所有癌症都有疗效。

海参

海参是世界八大珍品之一，不但是珍贵的食品，还是名贵的药材。《本草纲目拾遗》之中有记载："海参，味甘咸，补肾，益精髓，摄小便，壮阳疗痿，其性温补，足敌人参，故名海参。"海参有提高记忆力、延缓性腺衰老、预防动脉硬化、抗肿瘤等作用。

海参中富含蛋白质、矿物质、维生素等50多种天然珍贵的活性物质，其所含的酸性黏多糖和软骨素能显著降低心脏组织里面的脂褐素和皮肤脯氨酸数量，进而延缓衰老。海参里面所含的18种氨基酸可以增强组织代谢功能，提升机体细胞活力。

研究还表明，海参的体壁、内脏、腺体等组织里面含大量海参毒素，又叫"海参皂苷"，是一种抗毒剂，对人体安全无毒，但是可以抑制肿瘤细胞的生长和转移，能防癌、抗癌。临床上已经将其广泛应用在肝癌、肺癌、胃癌、鼻咽癌、骨癌、淋巴癌、卵巢癌、子宫癌、脑癌、白血病和手术后患者的治疗。

放疗后阴液损伤，怎么吃能修复身体

放疗经常会损伤人体津液，患者表现出津液不足、口干舌燥、咽喉肿痛、皮肤干燥等。此时，患者要注意多喝水，多吃水分含量充足或者有滋阴生津之功的食物，如百合、银耳等。还可以榨些果汁，不仅能补充水分，而且营养充足。

接受放射治疗的癌症患者经常会出现味觉异常、厌食等，吃什么食物都觉